老人健康促進

理論與實務

On the Elderly Health: Theory and Practice

朱芬郁 / 著

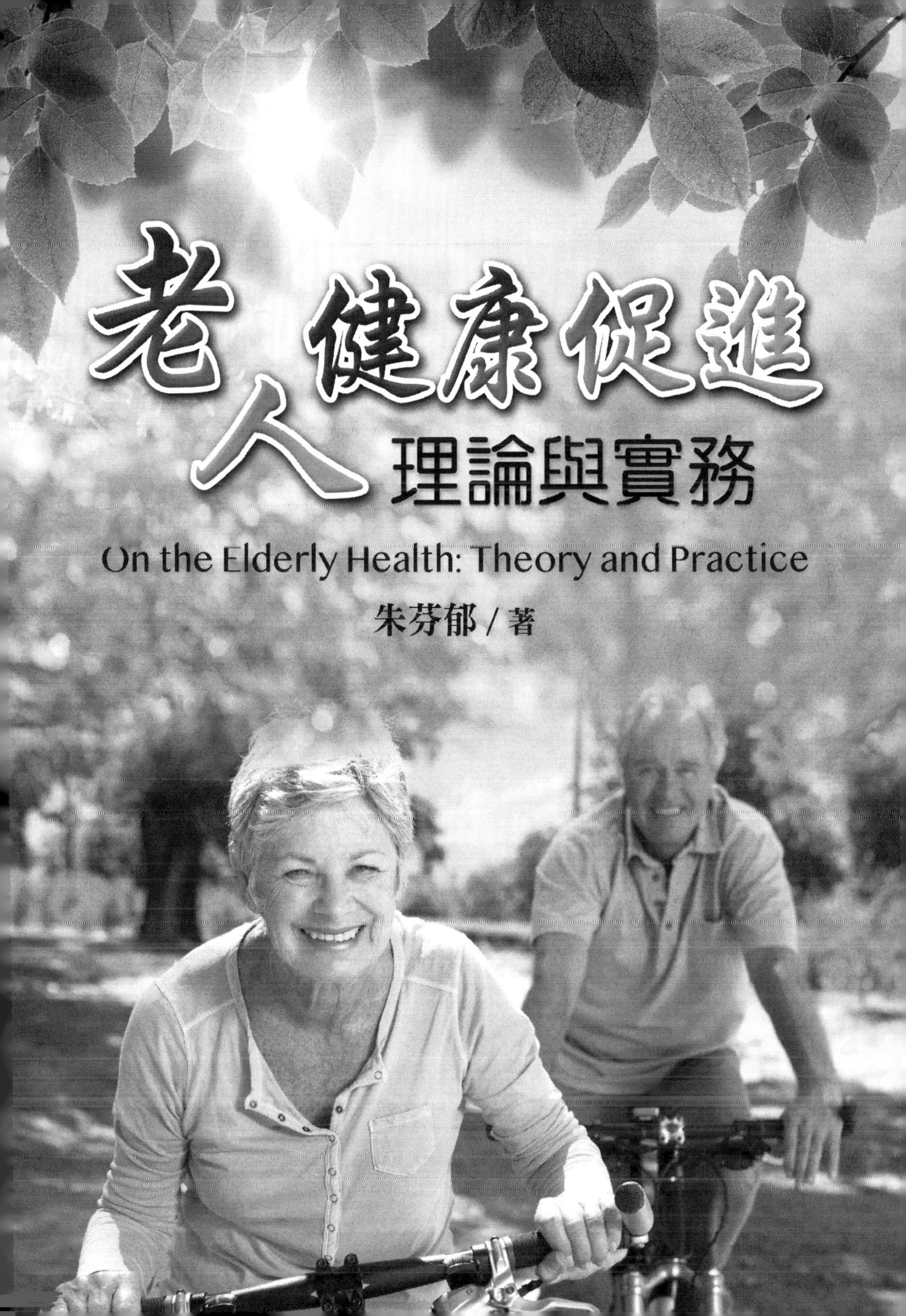

胡　序

健康促進是長壽時代促進健康的艱鉅工程，攸關整體人類素質良窳與否。尤其是我國人口結構處於「老得快又急」的關鍵時刻，瞭解健康促進的重要性，通過正確有效的方法，進而化為行動，擁抱長壽又健康的兩大紅利，迎接終生健康促進的健康老化，已是國際組織、先進國家的共識與倡議。當然，這也是我國的政策與行動指引！

多年來，朱教授芬郁學隸在本系開授「高齡者健康促進」相關課程，並投入實務工作，頗獲好評，未嘗稍懈，精神可嘉。所撰《老人健康促進理論與實務》，全書概分為〈基礎理論篇〉、〈實務應用篇〉、〈趨勢診斷篇〉；從概念分析入手，藉以堅實立論基礎；特別是在老人健康促進的實務面，計提出八大主題二十四項具體做法，並前瞻健康促進未來三大趨勢。可謂易上手又好用，深具描述性的正確與診斷性的遠見。有感於她的用心與努力，樂為之序。

胡益進　謹識

2025年5月於師大衛教系

自 序

「充滿病痛的晚年是最殘酷的懲罰，擁有健康的晚年是最美的禮物。」

——芳賀脩光、大野秀樹、大谷克 《健康長壽力》

躋身社會教育領域近三十載，無論是在課堂上，抑或是實務工作的服務，最讓我午夜夢迴，深刻反思的話語：「咱們的健康是子女的福氣！」、「母親慢性病纏身，經常掛病號，我好擔心啊！」是的，這可謂道盡現今社會，人們被「生、老 病、死」四苦環繞的苦楚，相信這也是多數人內心的糾結。

其實，這是問題，也是答案；問題與答案都是「健康」。「健康與長壽」，是世界整體現代化發展的結果，也是「長壽時代」爲人類所帶來歷史上空前未有的兩大紅利。追求「長壽又健康」大家都知道，問題是：爲何做？誰去做？做什麼？如何做？「健康促進」正是有理念、有方法、有效果，以「健康」爲目的，擁抱長壽時代的最佳選擇！正受到國際組織、許多已開發國家的推動，我國也訂有相關政策及具體行動。

本書《老人健康促進理論與實務》的撰寫，是個人積累在師大衛教系開授「高齡者健康促進」課程，以及主持「新北市健康城市暨高齡友善城市」專案八年，皆獲好評與佳績的心得，內容兼具理論與實務。全書概分爲：〈基礎理論篇〉、〈實務應用篇〉、〈趨勢診斷篇〉。從概念分析入手，釐清老人健康促進的意涵、重要性，以及瞭解國際組織、已開發國家、我國的相關政策與最新作爲；同時，特別加強老人健康促進的實務面，計提出八大主題二十四項具體做法；最後，診斷出健康促進未來三大趨勢。

這是一本目的明確、主題嚴謹、深入淺出、極易上手的好書。行文本於學術要求，言簡意賅又兼及實務應用。基於終身健康促進理念，老年健康是生命歷程每一階段健康行動的果實，正確地去做就對了；閱讀本書您已進入健康的殿堂，當然，著實也是一種健康地享受。

本書得以付梓，揚智文化事業公司的慨允出版；國立臺灣師範大學健康促進與衛生教育學系胡益進教授多年的鞭策、觀念啓迪、撰文的指導與郢正；特別是閻總編輯富萍女士、校編團隊在過程中的鼎力協助、支持。於此，謹致誠摯的謝忱。當然，任何文責、疏漏，當由作者自負，尙請方家指教。

朱芬郁 謹識

2025年5月於新店

目 錄

胡 序 i

自 序 iii

【基礎理論篇】 1

Chapter 1 緒 論 3

第一節 概念分析與重要性 5

第二節 演進與政策 14

第三節 本書概念架構 25

【實務應用篇】 27

Chapter 2 老人健康體能 29

第一節 老人的身體活動 31

第二節 老人運動與健康 37

第三節 健康促進思潮下的老人身體活動 45

Chapter 3 老人健康飲食 53

第一節 老人的飲食與營養問題 55

第二節 老人的飲食指南與均衡飲食 58

第三節 健康促進思潮下老人的健康飲食 67

Chapter 4 老人口腔保健 75

第一節 老人口腔問題及其重要性 77

第二節 老人口腔功能與吞嚥障礙 82

第三節 健康促進思潮下老人口腔衛生保健 91

Chapter 5 老人跌倒防制 101

第一節 老人跌倒與健康 103

第二節 老人骨鬆症與肌少症 110

第三節 促進思潮下老人防跌要這樣做 114

Chapter 6 老人心理健康 129

第一節 老年心理困擾與情緒問題 131

第二節 老年的憂鬱症與失眠問題 135

第三節 健康促進思潮下的老人心理、情緒健康 141

Chapter 7 老人社會參與 153

第一節 老人爲何要社會參與？ 155

第二節 老人的友誼與人際關係 158

第三節 健康促進思潮下的老人社會參與 162

Chapter 8 老人預防保健及篩檢服務 171

第一節 全球健康重大威脅的慢性病 173
第二節 我國老人預防保健相關計畫 183
第三節 健康促進思潮下老人預防保健照步來 190

Chapter 9 長壽時代：擁抱老年健康促進紅利 201

第一節 長壽又健康的新境界 203
第二節 長壽又健康相關研究 210
第三節 老年擁抱健康促進紅利的行動策略 219

【趨勢診斷篇】 227

Chapter 10 老人健康促進三大趨勢 229

第一節 趨勢一：創造老年健康促進環境 230
第二節 趨勢二：關注延長老人健康餘命 238
第三節 趨勢三：導入翻轉老人觀念－行為 243

參考文獻 247

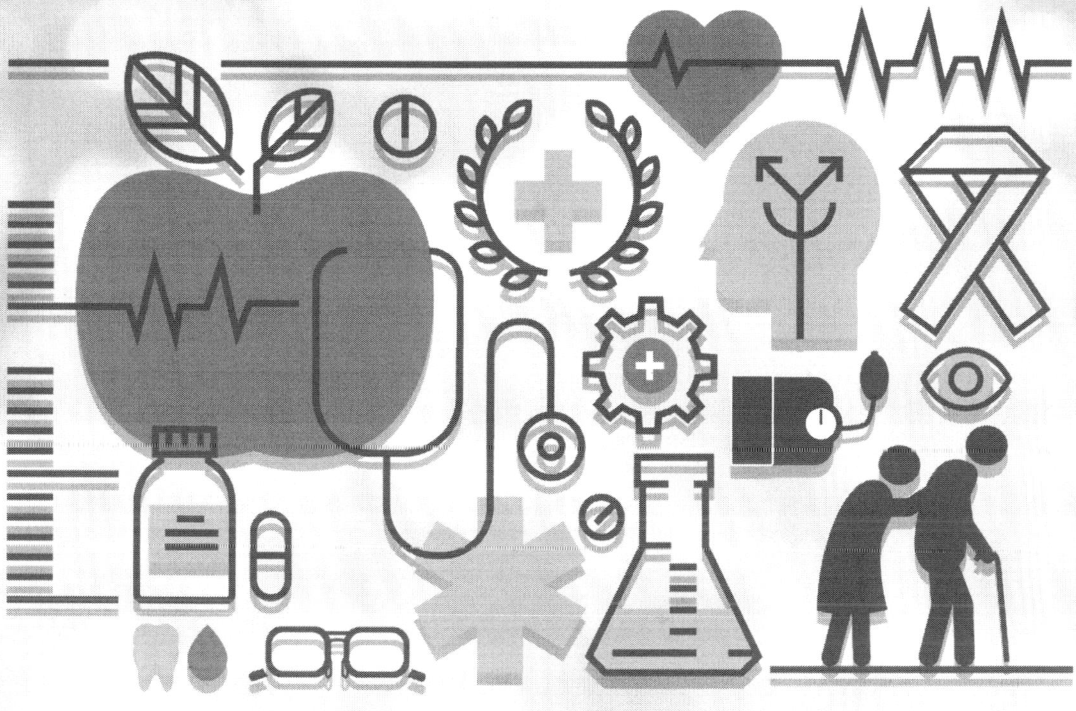

【基礎理論篇】

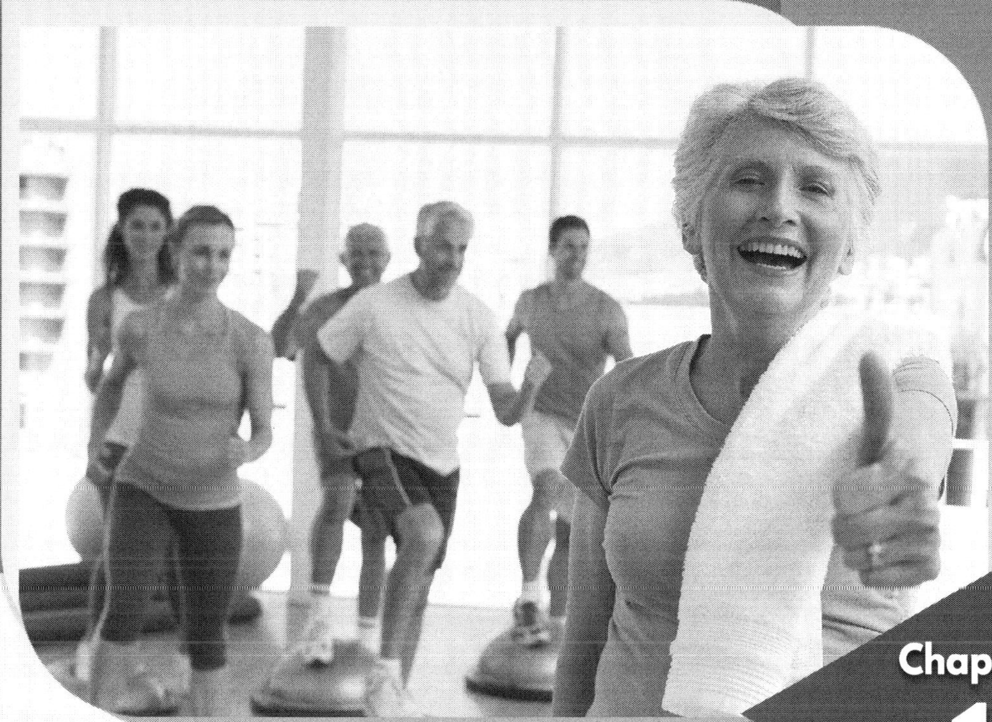

Chapter

1

緒　論

- 概念分析與重要性
- 演進與政策
- 本書概念架構

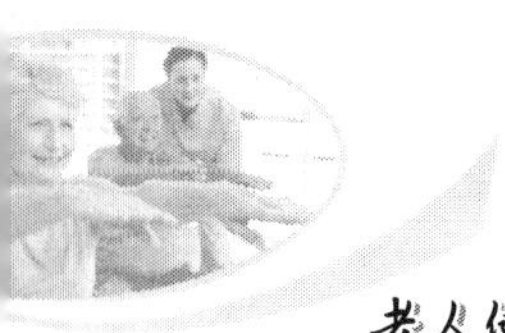

前言

從前的古人已遠去，現在的人將來也會離開，未來的人也必會告別塵世，繼續未知的旅程。問題是，當人類平均壽命因醫藥科技及環境的改善，持續地增長時，更多的歲月是亙古以來人類歷史從未見過的，究竟是安享幸福的美好生活，抑或是把吃藥當吃補，還是把點滴當啤酒喝，沉沒在無助的長臥病榻之淒苦？

「健康與長壽」是世界整體現代化發展的結果，也是「長壽時代」爲人類所帶來歷史上空前未有的兩大紅利；在人口健康領域，則呈現出從以治病爲中心，向以人民健康爲中心轉變；從實現延長壽命，到追求健康長壽轉變。是的，當長壽時代來臨，探研如何「長壽又要健康」，確實是公共衛生領域專家學者的專業；但是，不也是你我切身的關心議題，攸關大家生活品質的良窳，生命意義的自我完成嗎？2030年，全球六十五歲以上高齡人口數將增加到9.97億人，占全球總人數的11.7%；2050年，全球將有二十億老年人，占總人口21%。臺灣2015年戰後嬰兒潮出生世代邁入六十五歲時，老年人口數達294.2萬人，2060年預估將快速攀升爲784.4萬人。

2024年世界衛生組織公布非傳染性疾病（慢性病）導致四千多萬人死亡，這些面對的事實和冷冰冰的數據，並不嚇人。正宣告世人只要認知「健康」的重要，並選擇正確地方法去行動，永不嫌遲。因爲健康促進正是以「健康」爲目的，通過以個人生活型態及環境之改變爲策略，使得長壽又健康成爲可能且是可欲的。沒錯，健康是人權，一方面是要終身健康促進；另方面也減少國家財政「疾病與健康」項目支出，是雙贏的勝局。當然，細心欣賞及體會對健康研究的重點和新發現，閱讀這本書其實是一種享受！

本章從概念分析入手，首先，分析老人、健康促進概念，定義老人健康促進以「健康」爲日的之意涵；其次，讀者將會進一步瞭解健康促進概念的前世今生，並掌握老人健康促進的重要性，以及世界組織、各先進國家，以及我國的健康促進政策最新發展，能有效且正確地緊扣健康促進的發展脈動，進而成爲眞正的「健康人」！

第一節 概念分析與重要性

概念（concept）是意義的載體、思維的基本單位、對事物的普遍而抽象的認識；係指涉以一個概括的名稱或符號，代表具有共同屬性一類事物的全體時，此名稱或符號所代表者爲概念；分析（analysis）可以包括區分、分析和表示概念所指的各個方面。概念分析（conceptual analysis）是將一個概念處理成更簡單的元素，以提高概念上的清晰度和一致性，對意義進行仔細的澄清和定義；或者，在某些情況下，暴露出實際的不一致。

本節主要係針對「老人健康促進」所涉及在同種類的多數事物中，將其共同性、普遍性抽離出來，加以概括，據以鉤繪完整概念，作爲本書全篇立論發展的基礎。

一、老人健康促進概念分析

(一)老人

有關老年人（elderly; the aged; older adults; older people; senior citizens）之界定，由於每個人的老化程度和老化原因、各國發展程度的

不同差異，以及考量非洲等低度開發國家的預期壽命僅六十歲左右，若將老年人年齡界限訂過高，將無法分析非洲各國老化程度的變動情形，故聯合國對於老年人的年齡界定，迄未有一個具體的標準，唯在其各相關報告中，仍是以六十歲以上指涉老年人口。然而，六十五歲通常也會被認爲是老年人口的開始年齡，且是大多數已開發國家的退休年齡。

通常在分析一個國家或地區人口老化情況時，最簡單且最常見的方法就是將人口數，按三階段年齡結構分析，以二十歲及六十五歲爲界限，將總人口區分爲零至十九歲幼年、二十至六十四歲青壯年、六十五歲以上老年三個階段，並依此計算人口老化相關重要指標。我國以「老人」或「高齡者」爲對象的相關法規中，多以六十五歲爲劃分界限，但也有少部分不同，例如：《中高齡者及高齡者就業促進法》第三條規定，「中高齡者」指年滿四十五歲至六十五歲之人；「高齡者」指逾六十五歲之人。《國民年金法》第三十一規定，退休領取國民年金的年齡爲六十五歲。《老人福利法》第二條規定，本法所稱之老人係指滿六十五歲以上者。

由於健康老人的數量一直在增加，大衆對老人定義的態度亦會隨社會、經濟等因素而改變。一般在討論「年齡」時，有所謂「時序年齡」（chronological age）和「生理年齡」（biological age）兩種；前者指實際自出生以來的年數，即傳統的年齡衡量方法，後者則需透過血液和唾液等方式來測量。Sanderson與Scherbov自2005年起，即提出一種測量人口老化年齡的新方法，稱之爲「前瞻年齡」（prospective age）；他們認爲衡量老化的年齡不是靜態的，由於健康和壽命已有很大的改善，因此依傳統標準所認定的老年人，通常還有更多的「剩餘預期壽命」（remaining life expectancy, RLE），故主張以RLE來定義老年人口的方法（樓玉梅，2024）。此方法已被部分國際機構及各國學者採用。

據此，從「全人全程健康促進」而言，世界衛生組織（World Health

Organization, WHO）所提出，以終身健康促進的「生命歷程觀點」處理健康議題的準則；不論現在幾歲，現今處理任何疾病的目標，就是爲了晚年的健康。基於長壽時代「能長壽又要健康」，必自中年即開始健康生活型態，本書基於推動老人健康促進需要提早，不宜於六十五歲才開始，有關老人健康促進之推動，可衡酌議題需求將四十歲以後，訂爲老人健康促進起點；本書撰寫過程爲使行文順暢，「高齡者」、「銀髮族」、「老年人」、「老人」、「長者」乃相互爲用，然指涉內涵則一。

(二)健康促進

◆健康的意義

健康（health）觀念從十九世紀後期在西方國家開始逐漸流行，健康的範圍非常廣泛，屬於最核心的事乃有關醫學領域方面，例如：營養學、疾病預防、公共衛生和公共健康等事務。人們可以調查這些方面來幫助評測健康的程度。

1946年6月22日，世界衛生組織（WHO）在紐約舉辦健康大會，六十個國家共同簽署並且於1948年4月7月生效的《WHO組織法》序言（《世界衛生組織官方記錄》第2號第100頁）定義健康：「健康是一個國家人民擁有身體的、心理的與社會的完全安適狀態（state of complete physical, mental and social well-being），而不單是沒有疾病或虛弱而已。」由此可見，健康包含三方面的要素，即身體健康、心理健康，以及人與社會環境相互依存與和諧發展。

1990年世界衛生組織（WHO）又加上一項要素「道德健康」，改爲：「健康是身體健康、心理健康、社會適應良好和道德健康四方面，皆須健全。」2002年提出「活躍老化」（active aging）政策框架，強調社會參與管道的建立、身心健康環境的形成，及社會、經濟及生命安全的確保；「成功老化」（successful aging）的概念係指伴隨生理上、心理情緒上、社會上的正向促進，在人生旅程中發展並維持最佳控制，沒有環境、疾病、生活型態的不良影響，能對老化適應良好，持續追求生命的意義，渡過愉快的中、老年人生涯。

經濟合作暨發展組織（Organization for Economic Cooperation and Development, OECD）2009年推動「健康老化」（healthy aging）政策，重視建構較佳的生活型態，改善老人與經濟、社會生活的融合，建構符合老人需求的健康照護體系，以及維護高齡者生理、心理、社會的最適化、無歧視的環境，參與社會和自主獨立的良好生活品質。可見健康概念隨著整體環境的發展，顯現豐富而多元的特色。

◆健康促進（health promotion）

健康促進旨在使人們能夠強化其掌控並增進自身健康過程。

1970年以後健康促進概念受到重視，側重結合教育和環境的支持，使民眾能採取有益健康的行動及生活方式。第一屆健康促進國際會議於1986年11月21日在加拿大渥太華（Ottawa）召開，並發表《渥太華憲章》，該憲章明確指出：「健康促進是促使人們能增進對自身健康的控制和改善的過程」（Health promotion is the process of enabling people to increase control over and improve their health），闡明健康促進的理念在於促進個人達到身、心及社會的安好。

值得注意的是，健康促進有別於疾病的預防（disease prevention），後者因爲疾病開始於某項危險因子，疾病預防是去除危險因子或行爲，比較消極；健康促進並不是以疾病或特殊健康問題爲目標，而疾病預防則是避免性的行爲（avoidance behavior）。據此，健康促進是指涉：健康民眾爲了過更健康的生活，而從事有益健康的活動，所以健康促進包括衛生教育、政策、環境；對象是健康的人，採取的是有益於健康的行

爲，是積極、主動的；個人自我正向態度與自我覺知並化爲行動，是重要元素。

(三)老人健康促進

◆亞健康

1988年，Dr. Jack N. Behrman提出「亞健康」（sub-health）的概念，認爲是介於健康人體與患病中間的灰色狀態；是人在身體、心理和社會環境等方面表現初步適應，介於健康與疾病之間的臨界狀態。發現：人體除了「健康狀態」和「疾病狀態」外，還存在著一種非健康非疾病的中間狀態，特稱爲「亞健康狀態」或「第三狀態」，也稱「灰色狀態」。

亞健康的發生和現代人的生活方式有密切的關係；容或不是一種病，但是它與疾病狀態的關係密切，如果不及時干預，會引起嚴重的疾病。可以從世界衛生組織的統計資料發現，亞健康在人群中的比例相當高，是現代人身心不健康的一種表現。根據世界衛生組織的一項全球性調查報告指出，眞正健康的人占15%，患有疾病的人占5%，而80%的人是處於亞健康的狀態，是身體的警告，更是細胞的「吶喊」。

亞健康狀態主要特徵有：(1)身心上不適應的感覺所反映出來的種種症狀，如疲勞、虛弱、情緒改變等，其狀況在相當時期內難以明確。(2)與年齡不相適應的組織結構或生理功能減退，所致的各種虛弱表現。(3)微生態失衡狀態。(4)某些疾病的病前、生理病理學改變等等。

◆老人健康促進的涵義

全球人口日益老齡化，相較五十年前，現在的人們平均壽命延長達二十年。問題是，平均延長的壽命取決於是否爲健康老化。「延長健康壽命，壓縮失能時間」的理論推出後，對超高齡社會深具意義。2022

年4月27日世界衛生組織宣布一項新的倡議——「健康老化五十」（The Healthy Ageing 50），呼籲政府、社會、企業和學術領袖一同來改變，使現今社會成爲一個更適合長者的地方。

基於上述對老人、健康、亞健康、健康促進概念的理解，老人健康促進（health promotion for the elderly）乃是指涉：中高齡者（四十歲以後）爲了過更健康的生活，個人自我正向態度與自我覺知，通過以個人生活型態及環境之改變（包含物理層面及社會經濟面）爲策略，並化爲具體行動，從而能夠強化其掌控並增進自身健康的過程。

二、老人健康促進重要性

健康是基本人權，終身健康促進概念賦權（empowerment）中高齡者，在健康相關議題上，更有權利、能力去察覺、掌控、判斷、增強，以及處理自身健康，其影響是全面的，涉及：預防慢性病、改善健康狀況、提高生活品質、減少過早死亡、透過預防來降低醫療成本。據此，老人健康促進重要性可歸納以下三項。

(一)長壽時代老年健康平權需求

人類進入二十一世紀的世界潮流主要特徵之一，就是人口結構老化，老年人口的快速增加，向「老年型」人口發展；老年型人口是一個靜態指標，顯示某一時點上，人口總體中，老年人口比重已超過一定的界限。當2022年11月15日，「第八十億寶寶」在菲律賓馬尼拉出生的女嬰，成爲世界第八十億人，不僅揭示全球人數的爆發，更意味著老年型人口已然形成。

聯合國人口基金會預估，全球人口可能在2100年之前飆破150億人，自2019年至2030年，全球六十五歲以上高齡人口數，將從7億人增加到9.97億人，占全球總人數的比率將從9.1%上升到11.7%。2050年，全球將有20億老年人，占總人口21%。臺灣2015年戰後嬰兒潮出生世代邁入六十五歲時，老年人口數達294.2萬人，2060年老年人口將快速攀升爲784.4萬人。隨著平均壽命的拉長，臺灣的老年人口比例，已於2018年3月正式超過幼年。當然，也迎來「長壽時代」。無論是資源分配、受教權利、健康公平，以及就業等問題，都將形成一大考驗。

其中，健康權是《憲法》賦予公民的基本權利，也是人權的重要內容。據世界衛生組織定義，健康公平（health equity）是指每個人都能充分發揮健康和福祉的潛力，而健康不平等則可能因種族、地區或收入等因素，使預期壽命存在差異；也就是強調創造相等的獲得健康的機會，使不同人群的健康差別降到最低。健康公平既包括機會、過程和結果公平，也包括健康狀況的公平，獲得健康服務的公平和籌措資金方面的公平。當長壽時代老年人口日增，以老人健康促進思維，充分挖掘長壽時代的健康紅利，進而滿足健康平權需求，實爲亟重要課題。

(二)完備全人全程健康照護體系

健康不能等，尤其是以老齡人口爲主的超高齡社會。世界衛生組織《2024世界衛生統計》（*World Health Statistics 2024: Monitoring Health for the SDGs*, Sustainable Development Goals）（WHO, 2024）指出，四大非傳染疾病爲心血管疾病、癌症、慢性呼吸道疾病、糖尿病；2021年，非傳染性疾病（慢性病）導致至少四千三百萬人死亡，占所有非傳染性疾病過早死亡的80%，更遑論影響全球健康重大威脅的慢性病。

2016年世界衛生組織《關於老齡化與健康的全球報告》（*World Report on Ageing and Health*）指出，年老並不一定意味著健康狀況不良。老年人面臨的許多健康問題都與慢性疾病有關，特別是非傳染性疾病。這些疾病中的大多數可以通過採取健康行爲而預防或延緩發生；而

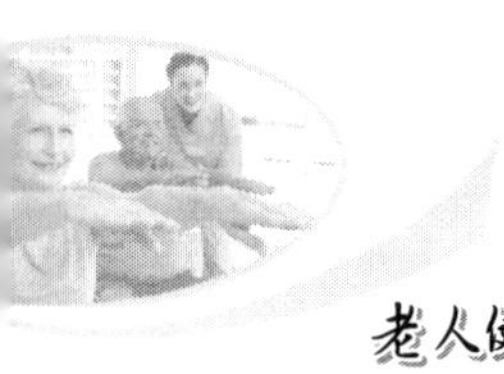

其他健康問題尤其是在儘早發現的情況下，也可以得到有效控制。

本於「終身健康促進」觀點，以「生命歷程觀點」作爲處理健康議題的準則，是世衛組織提出最新指南；強調不論現在幾歲，現今處理任何疾病的目標，就是爲了晚年的健康，必須考量老化的衰退以及失能、失智風險。我國《2025衛生福利政策白皮書暨原住民族專章》，亦是本於健康促進觀點，以達到增進全民健康生活與福祉之前提下，參照公共衛生三段五級概念及社會福利服務架構，以全生命週期模式，擬定各階段健康促進發展政策，完備全人全程健康照護體系。

(三)能有效減少健保的財政支出

受到生育率逐年下降、平均壽命延長，以及人數龐大嬰兒潮世代（1946-1964出生）已步入老年轉爲「老年潮」退休人口，導致人口結構漸趨高齡化，不僅對於政治、社會、經濟等各個層面產生影響，也衍生諸多潛在問題。其中，人口結構老化，將加速醫療支出的成長速度，老年醫療照護支出的增加，不但排擠其他建設性支出，也對政府財政形成龐大重擔，帶來財政危機。

世界衛生組織《2024年世界衛生統計》（WHO, 2024）指出，近年來，全球健康預期壽命的提高速度有所放緩，反映出非傳染性疾病負擔加重，需要加強衛生系統，提高護理質量，滿足日益增長的需求；非傳染性疾病即是心血管疾病、癌症、慢性呼吸道疾病、糖尿病；當2021年過早非傳染性疾病死亡占近八成，顯示人口健康覆蓋的進展，不足以實現2030年與健康相關的永續發展目標，尤其是經濟不利地區，財政更無法支應相關費用。

依據行政院主計總處綜合統計處2024年統計顯示，我國政府提供「高齡」之社會給付涵蓋退休（或老年）給付及老人之生活津貼、居家照護、安置及慰問等福利救助措施之給付。2022年「高齡」社會給付1兆1,357億元，較2021年增309億元或增2.8%，主因退休給付請領人數成長、長照服務與給付增加；2018至2022年「高齡」社會給付占GDP比重介於5.0%~5.6%之間。2022年「疾病與健康」社會給付9,100億元，較2021年增853億元或增10.3%，主因2022年嚴重特殊傳染性肺炎（COVID-19）確診病例數量大增及提高防疫量能，各項醫療保健支出增加所致，與2018年相較，亦增2,402億元或增35.9%；占GDP比重由2018年之3.6%增至2022年之4.0%。

顯見，由於人口結構的老化，我國無論是政府提供「高齡」之社會給付，抑或是「疾病與健康」給付的支出，均呈現大幅的成長，影響政府整體財政。研究顯示，導致醫療支出不斷攀升的原因，除所得增加及醫學技術進步，帶動醫療需求增加外，最主要的原因是我國老人的十大慢性病：糖尿病、高血壓、高血脂、心臟疾病、惡性腫瘤（癌症）、骨質疏鬆症、視力減退、退化性關節炎、失眠、老年憂鬱症等。這些疾病中的大多數，可以通過採取健康促進行為，而達到預防或延緩發生；而其他健康問題，尤其是在儘早發現的情況下，將可以得到有效控制，進而減少「疾病與健康」給付的財政支出，全面改善財政體質，維持長期的財政剩餘，降低政府債務負擔。

第二節　演進與政策

一、健康促進概念的演進

(一)萌芽期

健康促進作爲一門專業的學科，其歷史可追溯至1792年，德國首度在學校開設衛生課程，開啓健康教育的大門。二十世紀七〇年代，由於人們的生活水準逐漸提升，加上醫療技術的日益進步，多數已開發或開發中國家的民衆，健康狀況得到明顯改善，同時也出現一些新的健康問題，例如：慢性病、心理健康等問題。這些問題不僅影響著人們的身體健康，對社會以及經濟之發展更是帶來負面影響。是以，世界各國紛紛推動各項健康教育計畫，健康促進運動興起，涵蓋健康教育，而且融合組織、政治、經濟、法律及環境等各項因素於一體。

(二)倡導期

世界衛生組織在健康促進的推動上，一直扮演著積極、重要的角色。1978年，提出「健康促進」概念，強調全民健康是世界各國的共同目標，旨在透過社會、經濟、環境等各方面的干預，以提升人們的平均健康水準。該組織發表《阿拉木圖宣言》（*Declaration of Alma-Ata*），宣示「公元二千年全民健康」（Health for All by the Year 2000）目標，成爲促進全人類健康的重要里程碑。

2007年歐盟提出《健康老化：歐洲的挑戰》報告書（*Healthy*

Ageing: A challenge for Europe），健康促進（health promotion）的焦點，聚焦在促進健康生活的延長與健康老化，以及提升高齡者的生產力與勞動參與。其後，世界衛生組織分別於1986年、1988年、1991年、1997年及2000年召開健康促進國際研討會，更強化健康促進的基礎和功能。1998年5月16日發布〈二十一世紀全民健康〉（Health for All in the Twenty-first Century）文件，成爲健康促進永續發展之重要動力。

2007年3月22日第六十屆世界衛生大會，針對2005年8月11日於泰國曼谷所舉行的第六屆全球健康促進會議中，提出《全球化世界下的健康促進曼谷憲章》（*The Bangkok Chapter for Health Promotion in a Globalized World*）A60／18文件明確指陳，1986年第一屆全球健康促進會議，及所產生的《渥太華健康促進憲章》（*Ottawa Charter for Health Promotion*），被世界公認爲現代健康促進概念與原則的基礎，其中，五大行動綱領爲許多國家推動健康促進的核心指引，包括：(1)制定健康的公共政策，包括立法、財政政策、稅收及組織變革。(2)創造支持性的環境。(3)激勵民衆參與、結合社區資源，將健康透過活動、機制導入社區中。(4)提供資訊、教育等發展個人健康技巧。(5)調整健康服務的對象，不再以患者爲限，而是將醫療資源提供給全體國民。

澳大利亞阿德雷德（1988年）、瑞典松茲瓦爾（1991年）、雅加達（1997年）和墨西哥城（2000年）舉行的一系列世衛組織全球會議，爲應採取的行動提供指導和方向，以便處理健康決定因素，從而實現人人享有衛生保健。健康促進通過行爲、社會、政策和環境方面的干預措施，促使人們的衛生習慣發生了積極變化，從而有助於減少心臟病、道路交通傷害、傳染病，以及愛滋病毒／愛滋病等之致死和致病因素。

《曼谷憲章》注意到健康促進的重要性，包括：對衛生改革和衛生系統可持續能力的相關性、健康促進對社會和經濟發展的顯著影響、健康促進對減少疾病負擔的有益價值，以及在國家級和在本組織內，加強健康促進能力的必要性。並提出四項主要承諾，使健康促進成爲：

1.全球發展議程的中心：需要能加強衛生和集體健康保障的強有力的政府間協定，以及有效的全球衛生管理機制。
2.政府的一項核心責任：各級政府所有部會必須處理健康決定因素。
3.社區和民間社會的一個主要重點：組織良好和能力得到加強的社區在決定自身健康方面可發揮很高效率，並能夠促使政府和私立部門，對其政策和措施的健康後果負責。
4.良好公司規範的一項要求：私立部門有責任在工作場所確保衛生和安全並促進雇員、其家庭和社區的健康與福祉，還要促使減少更廣泛的全球健康影響。

證明健康促進有助於實現人人享有衛生保健，例如：包括在促進口腔衛生方面鼓勵國家間合作；促進健康飲食和身體活動，以及減少人類接觸H5N1禽流感病毒的風險方面，促進健康的社會、經濟和環境因素。

(三)發展期

經濟合作暨發展組織（OECD）2009年以「健康老化」（healthy aging）政策爲主題，發表研究報告，揭示健康老化是生理、心理及社會面向的最適化。聯合國於2015年9月通過2030年全球永續發展目標，「健康生活、全人健康」爲其主要目標；2020年2月WHO推動聯合國「健康老化十年（2021-2030）計畫」（Decade of Health Ageing, 2021-2030），以支持「2030永續發展目標」理念的實踐。顯示健康促進的落實，全球的公共衛生重心，已從防治「傳染病」進階到防治「非傳染性疾病」（慢性病），包括癌症、糖尿病、心血管疾病、慢性呼吸道疾病等。

同時也導入各國逐步制定各項健康促進公共政策，包括：支持社區健康促進行動、推動健康促進學校計畫、健康促進醫院、健康城市暨高齡友善城市等，以及幫助建立健康觀念、營造健康環境。國際健康促進與教育聯盟（IUHPE）於2022年5月15日至19日，在魁北克的蒙特利爾舉辦第二十四屆世界健康促進大會，主題爲「促進健康、福祉和公平的政策」（Promoting policies for health, well-being and equity），迎向健康促進的發展新里程碑。據此，世界各國已有較趨一致的看法，認爲健康促進是以「健康」爲目的，而以個人生活型態及環境之改變（包含物理層面及社會經濟面）爲策略。

二、老人健康促進的政策

(一)外國重要老人健康促進政策舉隅

◆在國際組織方面

聯合國在1982年首度於維也納召開全球老齡大會（World Assembly on Ageing），並通過「國際老化行動計畫」（International Plan of Action on Ageing），提出包含健康、住宅、環境、家庭、社會福利、所得安全、就業與教育等領域的六十二項建議；1991年通過「聯合國老人綱領」（United Nations Principles for Older People），強調應破除老年即衰弱的刻板印象，應提供機會給有意願且有能力的高齡者，讓其有持續參與和貢獻社會的機會。

1994年於開羅召開「國際人口與發展會議」（The International Conference on Population and Development, ICPD），通過行動綱領（program of action），重點由傳統聚焦於人口數量的觀點，轉而強調提

升人們的基本人權與生活福祉，以及人口與發展的關聯性；並將1999年定爲「國際老人年」（International Year of Older Persons, IYOP），主軸爲「全齡共享的社會」（a society for all ages），強調四個面向：個人的終身發展、跨世代關係、人口老化與發展的關聯，以及高齡者的處境。

2002年馬德里召開「第二屆全球老齡大會」（Second World Assembly on Ageing），通過「馬德里國際老齡行動計畫」（Madrid International Plan of Action on Ageing），強調人口趨勢與個人、社區、國家與國際生活的所有面向都有關聯，提出二十一世紀回應人口老化議題的新方向，並針對高齡者與發展、高齡者的健康與福祉，以及確保使能（enabling）與支持性環境等三個優先的領域，提供一百多項行動建議。世界衛生組織（WHO）在該次大會提出：「活躍老化：一個政策架構」（Active Ageing: A Policy Framework），三個政策主軸——「健康、參與和安全」，成爲許多國家高齡政策發展的核心目標和重要參考依據。

2015年提出「2030永續發展課題」（the 2030 Agenda for Sustainable Development, SDGs），作爲未來十五年的發展行動方向，內容包含十七項永續發展目標；2016年，國際衛生大會通過「老齡化與健康全球策略暨行動計畫」（Global strategy and action plan on ageing and health），回應「2030永續發展課題」的目標，並再度強調其最核心的理念，就是人人都應享有長壽與健康的生活。2020年，世衛組織將2021年至2030年設定爲「健康老化的十年」，以支持「2030永續發展目標」理念的實踐。

聯合國發展集團（United Nations Development Group, UNDG）的成員「世界銀行」（World Bank）於1994年出版《防止老齡危機：保障老年及促進成長的政策》（*Averting the Old Age Crisis: Policies to Protect the Old and Promote Growth*），針對人口老齡化趨勢下，老年經濟安全制度的建構與改革方向，提出具體的政策建議。歐盟（European Union）國家簽署並於2009年生效的「里斯本條約」（Treaty

of Lisbon）內容指出，單一市場架構應對抗社會排除與歧視，促進世代間團結（solidarity）；並訂2012年為「歐洲活躍老化與世代凝聚年」（European Year for Active Ageing and Solidarity between Generations），提出達成活躍老化與世代團結的努力方向。

◆在已開發國家方面

1945年在美國「健康促進」一詞首次被提出，1976年衛生信息與健康促進局成立，國會正式通過「健康資訊與健康促進法案」。1971年設立健康教育總統委員會。1979年美國公共衛生部門（U. S. Public Health Service）開始推動「健康人民」計畫（Healthy People: The Surgeon General's Report on Health Promotion and Disease Prevention），旨在確定國家面臨的主要健康問題，為健康促進和疾病預防設定可衡量的目標，並推動多個部門採取行動。2010年公布《*Healthy People 2020*》政策白皮書十年方針，內容顯示對於老人健康促進與疾病預防的重視，提出四項主要目標、四十二個研究主題，其主要目標如下：(1)避免可預防疾病、殘疾、損傷和早逝，以延長壽命並獲得高品質生活。(2)實現健康公平原則，努力消除差距並改善公眾健康。(3)促進並創造健康的社會與自然環境。(4)改善生命各個階段的生活品質、健康發展與健康行為。主要目的是為了延長美國人壽命並提高其生活品質，進而使美國的民眾能夠更加健康。

美國衛生及公共服務部（United States Department of Health and Human Services, HHS）2020年8月公布《*Healthy People 2030*》的目標，不僅注重老年人、青少年、少數種族人群健康水準，還注重整體人群的生活品質、幸福感等；2024年9月發布「聯邦健康IT策略計畫」（Federal Health IT Strategic Plan），強化電子健康資訊存取、交換和使用，提升健康管理能力、改善醫療照護體驗、推動健康研究及創新，並提出四大目標：(1)提倡健康福祉。(2)強化醫療照護的提供和體驗。(3)加速研究創新。(4)醫療資料連結醫療系統。預期在六年內提供更有效、公平和現代化的醫療系統。

英國政府2020年7月發布「改善健康活動」（Better Health Campaign），透過一系列規劃，希望可以促成民衆更容易接觸到健康、營養均衡食品：(1)限制不健康食品的廣告。(2)禁止不健康食品「買一送一」促銷。(3)外食食品加標熱量訊息。(4)酒類加標酒精熱量標籤。(5)擴展國民保健署（National Health Service, NHS）對於體重管理的服務，正面標示營養資訊。2012年發布「爲未來而照顧：照顧與支持體系的改革」（Caring for our future: reforming care and support），主要在回應人口的快速高齡化，關注老人健康服務問題。

日本則自2002年起，每年由內閣官房同時以日文版和英文版，發布高齡社會報告書，檢視高齡社會相關政策作爲的狀況與進展，特別聚焦在六大政策面向：就業與所得、健康與福利、學習與社會參與、生活環境、研究環境與對世界的貢獻，以及提升所有世代的成功；並自2003年5月1日開始施行《健康增進法》。韓國於2002年1月修訂的《國民健康增進法》於2003年7月施行。澳洲於1995年通過《健康促進法》（Health Promotion Act），政府亦每隔五年提出「跨世代報告書」（Intergenerational Report），定期對未來四十年的人口、就業、生產力、環境以及政府收支等前景提出預估與分析，並提出長期的政策發展方向。

(二)我國重要老人健康促進相關政策

健康的公共衛生政策需對各種挑戰有所因應，主要是創造一個講求公平且具支持性的環境，使人人能夠過著健康的生活。有了健康的公共政策，將使人們較容易做出健康的決定。

健康促進可謂是第二次公共衛生革命的產物，包含：衛生教育，且融入政治、組織、法律、經濟和環境等因素於一體的整合性策略。醫療科技和健康服務的投資，不再是提昇健康的最佳途徑，取而代之的應是各類促進健康、預防疾病的策略和活動。健康促進努力將健康整合於社會與經濟之發展中。

高齡社會或超高齡社會的來臨，配合民眾健康需求的轉變，我國衛生政策的走向，從「注重醫療服務」轉向「促進民眾的健康」。以「促進健康及預防疾病」代替傳統的「診斷與治療」，以購買「健康」代替購買「治療」。

據此，檢視我國重要老人健康促進相關政策，針對人口高齡化的發展趨勢，制訂或修訂重要的政策方針。例如：1969年行政院發布「人口政策綱領」，因應人口結構高齡化等趨勢，2014年完成修訂「老人健康促進計畫（2009-2012）」；2015年頒布「高齡社會白皮書」，2021年9月27日又再次核定修正；2023年《營養及健康飲食促進法》；2025年全民心理健康韌性計畫；2025年長照3.0計畫等。茲將涉及老人健康促進相關政策重要者，整理如**表1-1**。

表1-1 我國老人健康促進計畫有關的政策彙整簡表

時間進程	方案名稱	工作重點
2005-2007年	「建立社區照顧關懷據點實施計畫」（行政院2005年5月18日核定通過）	服務項目：社區照顧關懷據點服務工作含關懷訪視、餐飲服務、健康促進活動、電話問安諮詢以及轉介。
2006年	教育部「邁向高齡社會——老人教育政策白皮書」	目的：重視必須以教育方式，促使國人準備好面對社會高齡化的挑戰，以全民為對象，揭示四大願景「終身學習、健康快樂、自主尊嚴、社會參與」。全國二十五縣市鄉（鎮、市、區），設置樂齡學習中心，內容包括老人健康促進。

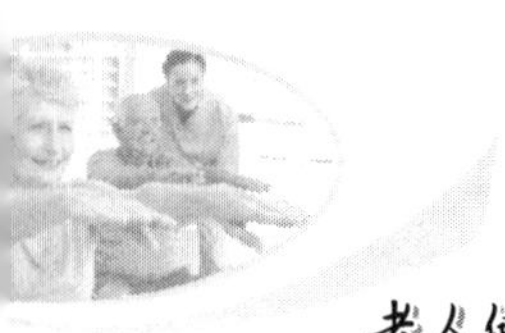

（續）表1-1　我國老人健康促進計畫有關的政策彙整簡表

時間進程	方案名稱	工作重點
2008年	「2020健康國民衛生政策白皮書」	老人疾病防治目標為「積極老化、預防失能」，並提出五大策略：老人衰弱及失能防治、老人跌倒及骨折防治、老人憂鬱症自殺之防治、老人復健及中風後失能之防治、老人預立指示之簽署與執行。
2021年6月9日	《長期照顧服務法》	為健全長期照顧服務體系提供長期照顧服務，確保照顧及支持服務品質，發展普及、多元、可負擔之服務，保障接受服務者與照顧者之尊嚴及權益，特制定本法。
2007-2017年	長期照顧十年計畫（行政院於臺內字第0960009511號函核定）。	普及照顧服務、支持家庭照顧能力、建立照顧管理制度、發展人力資源與服務方案，以及建立財務補助制度。
2009年	2020健康國民白皮書	希望能達成全民健康的目標，以延長國人健康平均餘命，促進國人健康平等性。
2009-2012年	行政院衛生署國民健康局「老人健康促進計畫」（2009-2012）	目標旨在維護老人獨立、自主的健康生活，降低老人依賴程度；策略包括：促進健康體能、加強跌倒防制、促進健康飲食、加強口腔保健、加強菸害防制、加強心理健康、加強社會參與、加強老人預防保健及篩檢服務等八項重要工作。
2009-2011年	「友善關懷老人服務方案」第一期計畫	加強弱勢老人服務、健康的維護、推展老人健康促進、社區照顧關懷據點，並與醫療院所合辦老人防跌與體適能等活動，原鄉則設置老人日間關懷站。推廣老人憂鬱症篩檢和遠距照護服務，鼓勵老人社會參與。
2013-2016年	「友善關懷老人服務方案」第二期計畫以「健康老化」、「在地老化」、「智慧老化」、「活力老化」、「樂學老化」五大核心理念。	1.提倡預防保健。2.建置友善環境。3.引進民間投入。4.推動社會參與。5.鼓勵終身學習。
2013-2016年	「國民心理健康促進計畫」（第一期計畫）	本計畫以公共衛生三段預防為基礎，針對不同目標族群需求，落實以人為中心、社區為導向、康復為目標之服務概念，規劃內容包括：四大特色、五大工作領域、八大目標、二十七項關鍵績效指標及二十五個工作項目之國家心理衛生政策及服務措施。

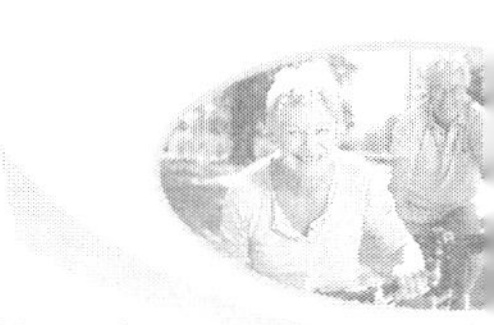

（續）表1-1 我國老人健康促進計畫有關的政策彙整簡表

時間進程	方案名稱	工作重點
2014-2016年	「失智症防治照護政策綱領暨行動方案2.0」	衛福部提出：1.將失智症列為公共衛生之優先任務；2.提升大眾對失智症之認識及友善態度；3.降低失智的風險；4.健全失智症的診斷、治療、照護網絡；5.普及對失智家庭照顧者的支持協助；6.建置失智症資訊蒐集與分析平台；7.推動失智症之研究與創新發展等七大策略，並研議十九項行動方案。
2015年	「高齡社會白皮書」	提出「健康生活」、「幸福家庭」、「活力社會」與「友善環境」四大願景，以及十一項行動策略。
2017-2021年	「國民口腔健康促進計畫（民國106~110年）」（第一期計畫）	衛生福利部提出從各生命週期之口腔預防保健促進、進而建置特殊需求者口腔醫療照護量能、提升口腔醫療照護品質與效益、建構國際同步口腔醫學研發量能等策略目標，以落實全人口腔照護。
2017-2021年	「國民心理健康計畫」（第二期）	涵蓋推展心理健康促進、優化精神疾病照護、發展成癮防治服務、推動特殊族群處遇及強化心理健康基礎建設等五大面向。
2017-2026年	「長期照顧十年計畫2.0」（2016年12月19日核定）	計畫總目標： 1.建立優質、平價、普及的長照服務體系，發揮社區主義精神，讓有長照需求的國民可以獲得基本服務，在自己熟悉的環境安心享受老年生活，減輕家庭照顧負擔。 2.實現在地老化，提供從支持家庭、居家、社區到機構式照顧的多元連續服務，普及照顧服務體系，建立關懷社區，期能提升具長照需求者與照顧者之生活品質。 3.銜接前端初級預防功能，預防保健、活力老化、減緩失能，促進長者健康福祉，提升老人生活品質。 4.向後端提供多目標社區式支持服務，轉銜在宅臨終安寧照顧，減輕家屬照顧壓力，減少長期照顧負擔。
2018-2025年	「失智症防治照護政策綱領暨行動方案2.0」（含工作項目）	衛福部參酌世界衛生組織（WHO）公布之「2017-2025年全球失智症行動計畫」，提出：1.失智症列為公共衛生之優先任務；2.提升大眾對失智症之認識及友善態度；3.降低失智的風險；4.健全失智症的診斷、治療、照護網絡；5.普及對失智家庭照顧者的支持協助；6.建置失智症資訊蒐集與分析平台；7.推動失智症之研究與創新發展等七大策略，十九項行動方案。

（續）表1-1　我國老人健康促進計畫有關的政策彙整簡表

時間進程	方案名稱	工作重點
2019年12月	「中高齡及高齡者就業促進法」	以專法保障中高齡者（年滿四十五歲至六十五歲者）與高齡者（超過六十五歲者）的就業權益，解決中高齡者及高齡者就業時可能面臨的歧視及受刻板印象影響等問題，計有3三大特色：有彈性、有禁止、有補助，以及六大重點：禁止年齡歧視、協助在職者穩定就業、促進失業者就業、支持退休者再就業、推動銀髮人才服務、開發就業機會。
2021年9月27日	核定修正「高齡社會白皮書」	揭示自主、自立、共融、永續四大發展願景，並以增進高齡者健康與自主、提升高齡者社會連結、促進世代和諧共融、建構高齡友善及安全環境，及強化社會永續發展為五大政策目標。
2021-2024年	「終身學習中程發展計畫」	包含：健全法制基礎、培養專業人才、擴充學習資源、提供多元管道、推動跨域合作、加強國際交流六大實施途徑、五十六個執行策略與方法。
2022-2026年	「國民口腔健康促進計畫第二期（111~115年）」	以「落實均等全人口腔照護」為願景，目標「推動各生命週期口腔健康」、「提升口腔照護服務輸送及資源布建」、「強化口腔醫療照護分級與品質」及「精準監測及研究發展」，整合我國過去口腔健康照護之基礎建設，建置符合公共衛生三段五級之國民口腔健康促進網絡，計畫下分為十五項方案策略。
2023年	《營養及健康飲食促進法》	共計六章節二十六條，分為四大面向：1.完備行政支持系統；2.確保健康飲食；3.營造健康飲食支持環境；4.推動營養及健康飲食教育。
2025-2030年	全民心理健康韌性計畫	以全體民眾為對象，從「推展全方位心理健康促進」、「發展連續性精神照護網絡」、「提升多元化成癮治療量能」、「精進家暴及性侵害加害人評估處遇，減少再犯」、「健全司法精神鑑定制度，完善監護處分資源」。
2025年	長照3.0計畫（2025年公布，2026年推動）	在既有長照2.0的基礎與成果上，提供居家、社區、機構、醫療、社福連續性的醫照整合服務，以達健康老化、在地安老、安寧善終的願景。升級重點：醫療與長照銜接、科技導入、強化長照的復能服務。

資料來源：作者整理。

第三節 本書概念架構

一、本書撰寫理念依據

理論建構之目的乃在企圖對實際現象，提供解釋架構，逼近事實。健康是不能等的，長壽時代，基於終身健康促進理念，中年即開始健康生活型態，有助於提高健康老化。是以，中高齡者爲了過更健康的生活，個人自我正向態度與自我覺知，通過以個人生活型態及環境之改變（包含物理層面及社會經濟面）爲策略並化爲具體行動，從而能夠強化其掌控並增進自身健康的過程；追求長壽又健康，透過正確地健康促進行動來達成，是可能且可欲的。

本書主體架構，計分爲：〈基礎理論篇〉、〈實務德用篇〉、〈趨勢診斷篇〉；從概念分析入手，首先分析老人、健康促進概念，定義老人健康促進以「健康」爲目的之意涵；通過對老人健康促進在當代重要性的理解，本著在歷史與現實中找答案，挖掘健康促進概念演進的發展脈絡，進而查看國際組織、先進國家，以及我國在健康促進的計畫、行動和政策面的現況與未來的規劃，從而堅實老人健康促進立論與實務的發展基礎。

其次，從實用技能層面，針對中高齡者面對的非傳染疾病危機，揭露：老人健康體能、老人健康飲食、老人口腔保健、老人跌倒防制、老人心理健康、老人社會參與、預防保健及篩檢服務、長壽時代：擁抱老年健康促進紅利等八大主題的事實，從而勾繪出推動老人健康促進概念的架構內涵；並進一步在健康促進思潮下，充分擁抱長壽時代的健康紅利，提出共計二十四項具體作法，作爲增進健康與維護健康，有效的應對方法與有用資源。最後，則嘗試診斷健康促進提出未來三大趨勢：創造老年健康促進環境；關注延長老人健康餘命；導入翻轉老人觀念－行爲。

二、本書概念架構圖

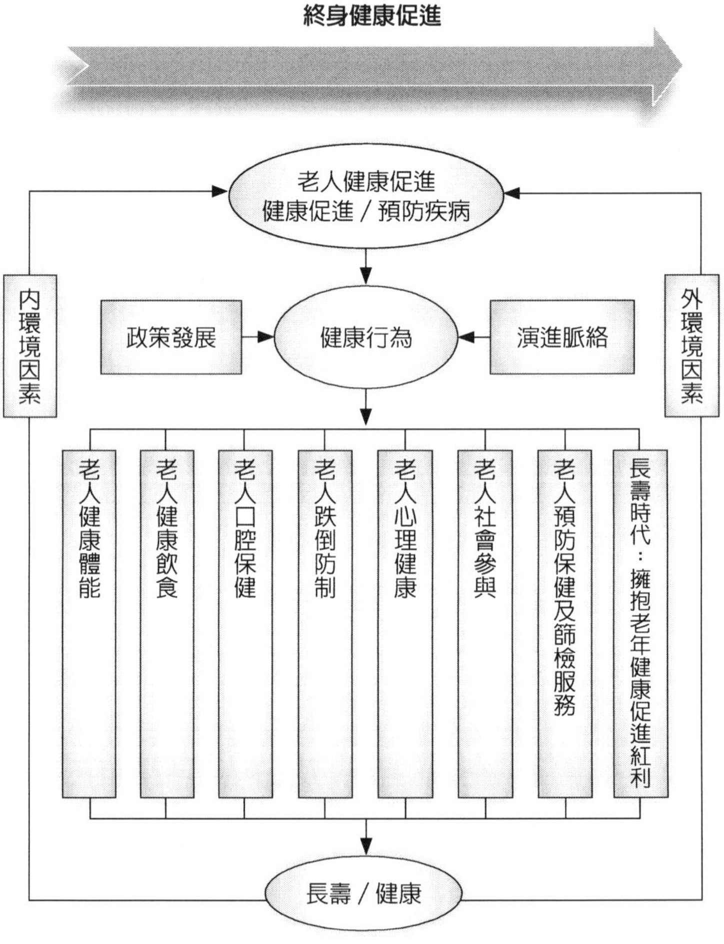

圖1-1　老人健康促進概念架構

資料來源：作者繪製。

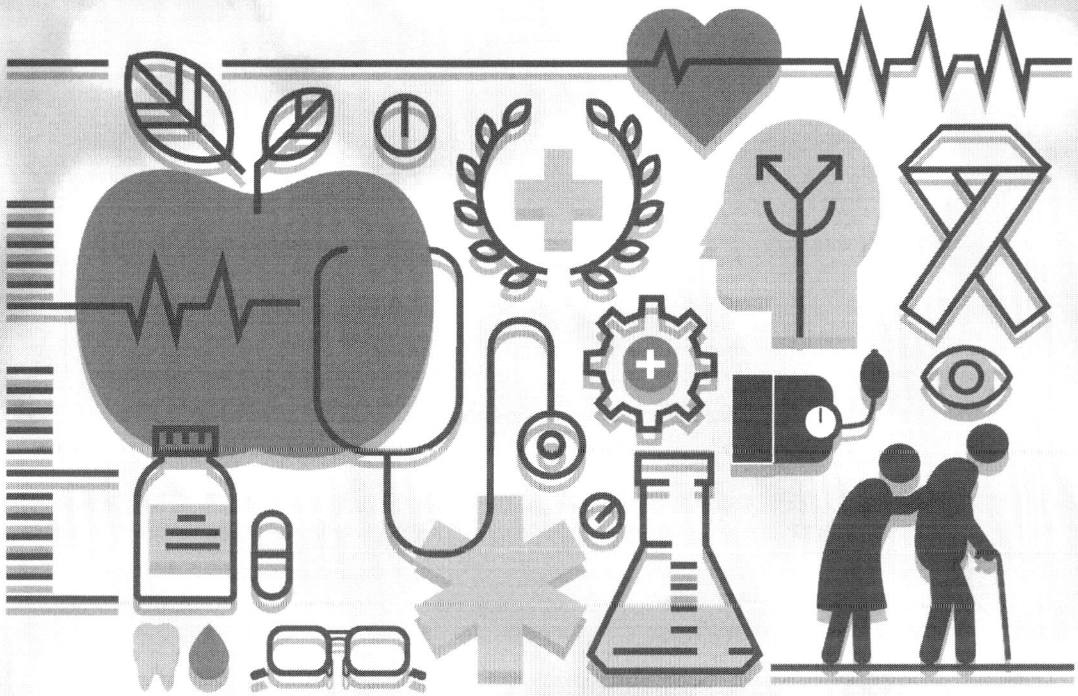

【實務應用篇】

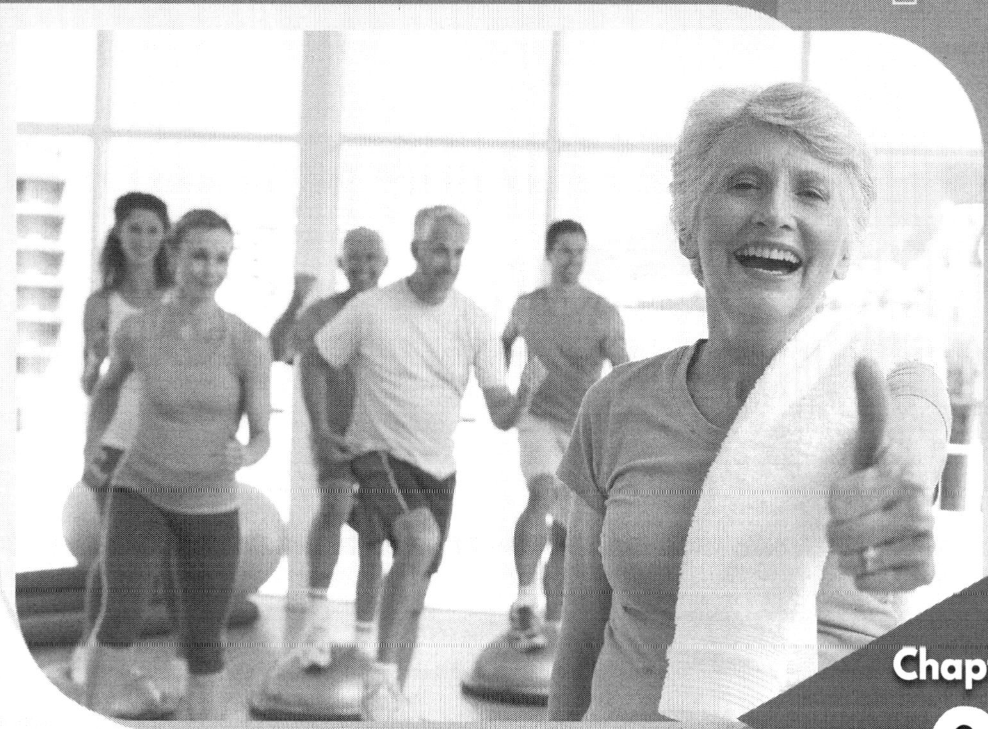

Chapter 2

老人健康體能

- 老人的身體活動
- 老人運動與健康
- 健康促進思潮下的老人身體活動

前言

「爲了讓人類取得成功，神提供了兩種方式：教育和身體活動，分別改善靈魂與身體。有了這兩者，人類可以達到完美的境界。」柏拉圖如是說。

隨年紀增長，老化的不可逆性，早爲人們所認知。老年的特點是出現若干種複雜的健康狀況，這些狀況往往只發生在晚年，且不屬於單獨的疾病類別，被稱爲「老年綜合症」，通常是多種基礎因素，包括衰弱、小便失禁、跌倒、譫妄和褥瘡等的後果。許多研究顯示，在生命全程中保持健康行爲，尤其是定期從事健康體能活動，既可促進個人的健康體能，減少因缺乏運動而產生之退化性或慢性疾病的發生；又可促進國民健康體能狀況，減少中高年齡人口對社會成本及家庭的負擔。維持經常而規律的運動習慣，年齡不是問題，老人要有「開始運動永不嫌晚」以及「運動生活化——多動一分鐘，多活兩分鐘」的觀念。

問題是，老人正確身體活動的健康促進如何導入？本章從釐清老人的身體活動的健康體適能概念入手，其次，剖析老人身體活動與運動、身體不活動與久坐問題，揭露老人的功能性體適能，以及檢測項目及內容；最後，特別提出健康促進思潮下的老人身體活動具體作爲，以及老人功能性體適能的案例，以供參採。

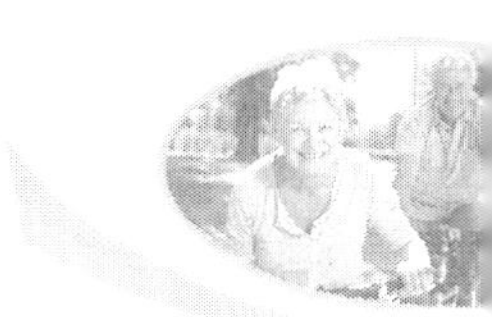

第一節　老人的身體活動

一、體適能與健康體適能

體適能（physical fitness）泛指個人對環境發揮有效率及有效能的適應能力；亦即在日常生活中，身體適應生活、工作及環境的綜合能力。在屬性類別上，可概分爲「與表現相關的體適能」（performance related fitness）及「與健康相關的體適能」（health-related fitness）兩大類；前者重點在「表現」，後者則側重在「健康」。

就與表現相關的體適能而言，又稱「競技體能」，其構成要素包括敏捷、速度、平衡、協調、反應時間及爆發力等，此類的體適能較多表現在運動員的訓練養成系統中；而與健康相關的體適能則稱爲「健康體能」，乃是由於將研究旨趣聚焦在與全民健康有關的體適能。職是之故，通常稱之爲成人「健康體能」，藉以有別於競技體適能，如是更貼近普羅大眾，容易爲一般人們所接受，兩者區別如**圖2-1**。

至於老人健康體能（國健署2019年統一使用此名稱），又稱「功能性體適能」（functional fitness），是與健康相關的體適能分類的分支，基本上是一般成人健康體適能的延伸，專指能讓老年人擁有自我照顧，並增進良好生活品質所必要的健康體適能，是決定老年人是否能獨立自理，日常生活的基本身體活動能力；構成要素有：肌力、肌耐力、心肺耐力、身體柔軟度、平衡能力、協調能力、反應時間與身體組成等八項。

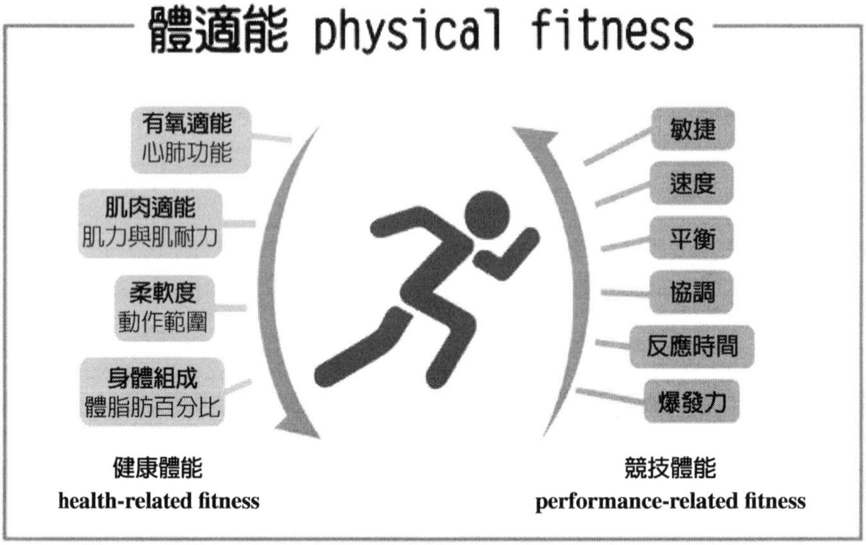

圖2-1　健康體能與競技體能區別

資料來源：衛福部國健署（2018：4）。

二、老人身體活動與運動

(一)老人的身體活動

「身體活動」（physical activity）泛指任何透過身體骨骼肌肉，消耗能量所產生的動作，而對於能量消耗的評估，通常以大卡來計算；換言之，凡是個人經由自主的肌肉收縮所產生的移動、非移動及操作性動作，都可以算是身體活動。可見身體活動與健康兩者關係至為密切。

許多研究顯示，老年人由於生理老化現象，其平衡能力、協調能力、反應時間逐漸變差或變慢，較容易發生跌倒事件，進而造成久病臥床的現象，使得體能快速衰退；而不運動的靜態生活方式，多是形成慢性疾病的主要因素，由於一定比例的老人，通常又罹患一種以上的慢性疾病，此時，老人合宜且規律的身體活動，顯得格外重要。

(二)老人健康與運動

「運動」（exercise）是構成身體活動的一部分。運動本身具有其計畫性、結構性及重複性等特質，並且具有平衡能量、改善或維持身體健康的中介或最終目標；重要的是，運動具有個人心理上主動的意念，以及積極性的意義，例如健走或慢跑等。

不同種類的運動可促進身體不同系統健康。通過長期規律的大肌肉之身體活動參與（participation in physical activity of large muscles），不僅有助高齡者生理、心理的健康，並且影響生命餘命的品質。例如：有氧運動可提升心肺適能，促進大腦代謝；阻力運動可以增加肌肉力量，保護關節，預防骨質疏鬆；伸展運動可以加強身體柔軟度，使軟組織不易受傷，也能改善因肌肉緊繃帶來的疼痛。平衡運動，則能夠增加平衡控制能力，減少跌倒發生。同時，運動能夠促進大腦釋放腦內啡，使我們保持好心情，減少憂鬱的發生。另外，出門運動能增加和別人互動，或接收不同刺激，減緩認知功能下降。

相對於身體活動，缺乏身體活動或身體不活動（inactivity）則是指在日常生活中，除必要的日常事物外，其餘時間多讓身體處在不活躍的狀態。值得注意的是，身體不活動可以讓人減少4.7年壽命，比起高血壓及高膽固醇所可能減少的壽命還多。可見老人健康與運動關係極爲重要。

(三)老人健康與身體活動、運動關係密切

教育部體育署2023年運動現況調查結果顯示，六十五至六十九歲及七十歲以上長者規律運動比率各爲61.1%及57.4%，有近四成的長者，沒

有規律運動。衛福部國健署（2025）「民國一百一十二年中老年身心社會生活狀況長期追蹤調查結果報告」顯示：五十八歲以上中老年人過去一個月運動狀況的分布依序爲「沒有運動」（42.0%）、「幾乎每天都有運動」（38.9%）、「有運動但未達幾乎每天都動」（19.1%）。不論男性或女性，沒有運動百分比，皆以七十五歲以上年齡層較高。

實證研究顯示規律的身體活動、適度的運動，對老人促進健康具有正面且實質的功效：

1.在生理健康方面，運動可增進健康、延緩衰老，使老年人機體之器官功能增強，包括預防心血管疾病、降低糖尿病罹患率、延緩骨骼肌肉系統老化、預防癌症發生、改善身體組成、提升消化系統功能，以及增強免疫機能等，由於身體健康，促進老人社會互動進而提升心靈素質。

2.在心理健康方面，運動可提高老年人適應外界環境之能力，一方面減緩認知功能退化、減輕憂鬱症狀、降低情緒困擾，另方面可建立正向的自尊與自信，以及舒緩壓力等。

3.在健康促進上，西方國家認爲運動等同醫療（exercise is medicine），運動既可促進人際關係及增進親情及社會關係，又能促進防禦疾病及康復功能之提升，提高長者適應現代生活的能力，減少意外的發生。

三、身體不活動與久坐

(一)身體活動量不足的風險

美國心臟病學會雜誌（*Journal of the American College of Cardiology*, *JACC*）以專題報導指出，運動不足可能造成癌症、心血管疾病、骨質疏鬆、腦中風等問題，並說明各族群的建議運動量。查證運動不足引發的危害計有：心血管疾病、腦中風、骨質疏鬆、糖尿病、高血壓、肥胖、癌症等。

世界衛生組織指出，活動量不足是影響全球死亡率的四大危險因子之一，缺乏運動者和擁有運動習慣者相較之下，死亡的風險高出20~30%；建議長者身體活動量與成人相同，每周完成至少一百五十至三百分鐘中等費力身體活動或每周至少七十五至一百五十分鐘費力身體活動做爲促進健康的標準，以及每周進行三次促進平衡、防跌倒運動，且應避免完全不運動（physical inactive）。

國內規律運動333政策標準爲每周運動至少三次，每次三十分鐘以上。門檻遠低於後來WHO、美國運動醫學會的建議，一周中等強度有氧運動的一百五十分鐘以上。世界衛生組織建議提升爲「533」，頻率每周五次或每周一百五十分鐘以上的運動量；兒童及青少年每天至少六十分鐘或每周四百二十分鐘以上。世界衛生組織在2020年11月25日發布最新運動建議，十八歲以上成人都應該定期身體活動，每周至少一百五十至三百分鐘的中等強度有氧運動，或一周至少七十五至一百五十分鐘的高強度有氧運動，或合併中等與高強度活動。

(二)老人久坐問題

久坐行爲（sedentary behavior）爲人類最普遍的生活型態，亦是影響人類健康的危險因素之一。「久坐」並不等同於身體不活動，而是指採取坐姿連續六小時以上。研究發現，老人是所有族群中身體活動最少的。研究指出，約67%的老年人口一天中久坐時間大於八個半小時，形成所謂的坐式生活型態（sedentary lifestyle）。2021年國民健康訪問調查顯示（衛生福利部國民健康署，2024），臺灣十八歲以上國人身體活動不足率達54%，平均每天坐著時間長達6.1小時。另外，坐太久壞處多多，恐增加失能、焦慮、心臟病及糖尿病等罹病風險，久坐超過九小時者死亡風險增加22%。十八歲以上國人每日坐著時間平均爲6.1小時，久坐情形（坐著時數≧六小時）的百分比爲50.7%，男性久坐百分比爲48.9%，女性久坐百分比爲52.5%。十八歲以上國人身體活動量超過一半仍屬不足，且六十五歲以上長者更是超過六成；而國人每日坐著時間超過六小時之比例達到50.7%。

久坐乃是「新菸害」，是全球不得不面對新公衛威脅。《美國預防醫學期刊》（*American Journal of Preventative Medicine*）的一項研究發現，久坐與心血管疾病、糖尿病、癌症等三十四種慢性病風險增加有關。不僅美國運動醫學會，世界衛生組織（WHO）於2020年也發布了《生理活動與久坐行爲指南》（*Guidelines on Physical Activity and Sedentary Behavior*），這也是WHO第一次針對久坐行爲提出的指南。

老人久坐行爲可概分爲七種類型，包含：看電視／電影、用電腦、閱讀、社交活動、交通、嗜好（手工藝／塡字遊戲）及其他坐著或躺著的行爲；其中，電視觀賞是老人休閒時間最主要的坐式行爲。久坐對健康的危害比不運動更可怕，因爲久坐的人即使有運動，仍無法抵銷久坐帶來的傷害。研究顯示，以每天平均七小時爲基準值，久坐超過九小時者，死亡風險增加22%，逾十一小時增加50%，逾十五小時死亡風險更高達2.15倍。

第二節 老人運動與健康

一、老人身體活動與疾病

(一)從事身體活動有益健康

許多文獻顯示，多從事身體活動是有益健康的。WHO《全球身體活動量健康建議報告》（*Global Recommendations on Physical Activity for Health*）表明，較高程度的規律身體活動（physical activity）與運動（exercise），可以降低罹患非傳染性疾病的機率；身體活動不足會增加心血管、糖尿病、新陳代謝、癌症等疾病的危險性。

依據衛福部國健署（2018）指出：身體活動對不同族群如兒童、青少年、成人、老年人、失能者、懷孕或產後的婦女及亞健康族群等，都有促進健康的效果，包括：(1)增進健康體能：提升心肺耐力、肌力、肌耐力。(2)促進心理健康：避免憂鬱和改善認知功能。(3)改善疾病危險因子：高血壓和高膽固醇。(4)改善身體功能：維持或促進每日從事生活所需的活動能力。(5)降低疾病風險：降低冠狀動脈心臟病、中風、部分癌症、第二型糖尿病、骨質疏鬆等風險及死亡率。

(二)身體活動對疾病的影響

目前發現幾乎很多疾病都與缺乏身體活動有關，缺乏身體活動被確定爲全球死亡率的主要危險因素之一。研究顯示，身體活動對疾病的影響，有極密切的正相關（衛福部國健署，2018）：

1.以癌症爲例，根據世界癌症研究基金會所主導的系統性研究文獻回顧發現，運動對於預防腸癌（結腸直腸）已有充足的證據（降低風險20%）；對於乳癌（降低風險25%）及子宮癌（降低風險25%）也已屬可信的程度；對於其他例如攝護腺癌、胃癌、肺癌、卵巢癌及胰臟癌等也都屬於有證據的情況。

2.以心血管疾病（心臟病、中風、高血壓）來看，研究指出，每周運動九十分鐘以上的人，比起不運動的人，能明顯地降低罹患心血管疾病的風險。而上述的癌症（惡性腫瘤）及心臟疾病，正是近年來國人十大死因的前兩名。

3.大約27%的糖尿病，估計與缺乏身體活動有關。越多的身體活動可以爲我們帶來越大的健康上效益，特別是對於一些非傳染性疾病的預防，有著莫大的影響。

(三)老人規律身體活動遠離疾病

綜括而言，老人身體活動對疾病的影響，呈現以下關聯性：

1.促進心肺健康：每周累積一百五十分鐘的中等費力身體活動，就可以顯著降低罹患心血管疾病的風險，而每周達到兩百分鐘，可以降低更多心血管疾病的風險。

2.促進肌肉骨骼健康：規律身體活動可以減緩骨質流失的速度，研究證實每周九十至三百分鐘的身體活動就有健康效益。

3.促進代謝健康：每周一百二十至一百五十分鐘的中等費力有氧體適能活動，可有效降低第二型糖尿病（非胰島素依賴型）和代謝症候群的危險。

4.促進心理健康：身體活動可降低憂鬱和認知功能衰退的危險。研究已證實，每周三至五天，一次三十至六十分鐘的有氧和肌力強

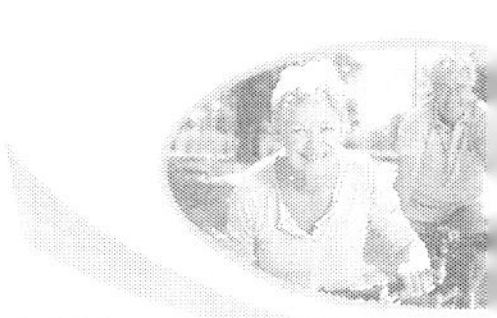

化活動，有益於心理健康，即使是輕度身體活動也有好處。

5.維持理想體重：身體活動可左右15-30%的卡路里消耗，而攝取卡路里大於消耗的卡路里就會產生過重或肥胖。

6.維持身體功能（functional ability）與預防跌倒：對跌倒高危險的老年人，從事身體活動不但安全，還可以減少跌倒的危險。

7.降低罹患癌症風險：罹癌者若從事身體活動，會比身體活動不足者，有更好的生活品質和生理功能。

8.降低早發性死亡：每周從事七小時身體活動的人，比每周從事少於三十分鐘身體活動的人，減少40%的早發性死亡率。

二、老人的功能性體適能

(一)「體適能」、「健康體能」、「老人健康體能」與「功能性體適能」

「體適能」（physical fitness）包含兩大類：「與運動競技有關的體適能」（sport-related fitness）、「與健康有關的體適能」（health-related fitness）。基於聚焦在「與民眾健康有關的體適能」，國健署將之統一簡稱為「健康體能」。所謂「健康體能」的涵意，泛指人的器官組織如心臟、肺臟、血管、肌肉等，都能發揮正常功能，而使身體具有勝任日常工作、享受休閒娛樂及應付突發狀況的能力。

「老人健康體能」又稱「功能性體適能」（functional fitness），是指能讓老人擁有自我照顧，並增進良好生活品質所必要的健康體適能，屬於一般成人健康體適能的延伸。

(二)老人功能性體適能八大要素

一般而言，健康體能包括四大要素：心肺耐力、肌力與肌耐力、柔軟度、身體組成。銀髮族由於平衡、協調與反應等能力都變得較差，以及生理機能的逐漸老化，老人功能性體適能可概分為八大要素：

1.心肺耐力：良好的心肺耐力可以讓老人應付長時間的身體活動，如走路、上下樓梯等，且較不容易罹患心血管疾病。

2.肌肉力量：一般而言，五十歲以後肌力便迅速減退，六十五歲老年人的肌力約較年輕時減少20%，七十五歲約減少40%。

3.肌肉耐力：肌力與肌耐力，合稱「肌肉適能」。

4.柔軟度：指關節能夠自由移動的最大動作範圍；關節周圍韌帶與肌肉的延展能力。老人隨著年紀的增長，柔軟度越來越差，嚴重影響日常生活的正常運作。

5.身體組成：指體內脂肪與非脂肪兩大成分所占的比率或含量。老人維持適當的體脂肪與肌肉的比例，可以有效降低罹患代謝症候群疾病的機率、減輕身體的負擔。

6.平衡能力：指身體維持平衡的能力，需要感覺運動、骨骼肌肉系統、前庭系統等，互相協調配合才能完成。

7.協調能力：快速改變身體位置和方向的能力和效率，需要許多系統互相協調配合才能完成。

8.反應時間：這種能力涉及神經肌肉傳導速度，可以讓老年人預防或減少意外事件的發生，如開車、安全過馬路、閃避危險物等。

三、老人檢測項目及內容

針對老人所設計的體適能檢測，包括：身體組成、上下肢肌力／肌耐力、上下肢柔軟度、心肺耐力、敏捷及平衡能力等項目，如**表2-1**。

表2-1　老人功能性體適能檢測項目及內容

檢測項目	檢測目的	檢測方法	危險性閾值
身體組成BMI	身體組成	BMI=體重（公斤）／身高平方（公尺）	BMI應維持在18.5至24之間；太瘦、過重或太胖，皆有礙健康。
腰臀比	身體組成	腰臀比＝腰圍（肚臍處）／臀圍（最寬處）	男性：標準值0.85≦X≦0.9，危險值 X≧0.95；女性：標準值0.75≦X≦0.8，危險值X≧0.85
椅子坐立 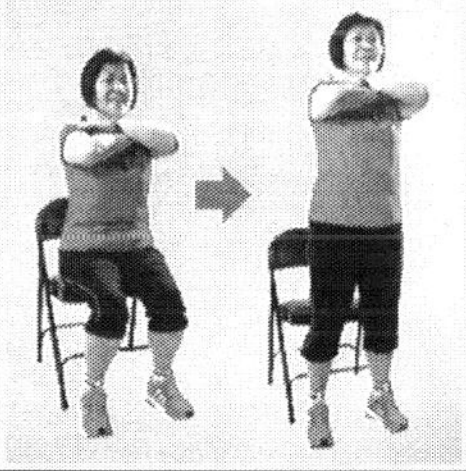	評估下肢肌耐力	檢測椅子坐立，是評估長者的下肢肌耐力。檢測時，受測者坐在椅子中央，雙腳平踩地面，雙手交叉於胸前，檢測三十秒內起立、坐下的次數。	<8次
肱二頭肌手臂屈舉 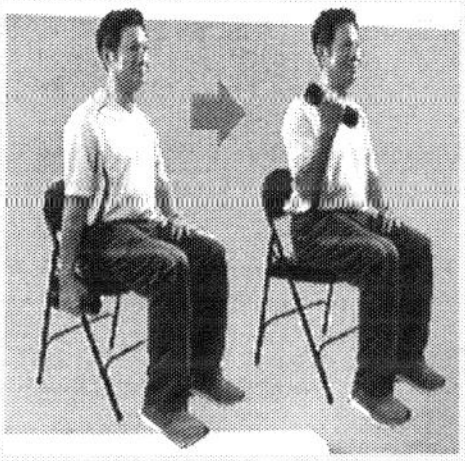	評估上肌肌耐力	檢測肱二頭肌手臂屈舉，是評估長者的上肢肌耐力。檢測時，坐在慣用手的椅子邊緣，背部挺直，雙腳平踩地面，慣用手拿起啞鈴，上臂夾緊，檢測三十秒內，手肘彎曲、伸直的次數。	<11次
原地站立抬膝 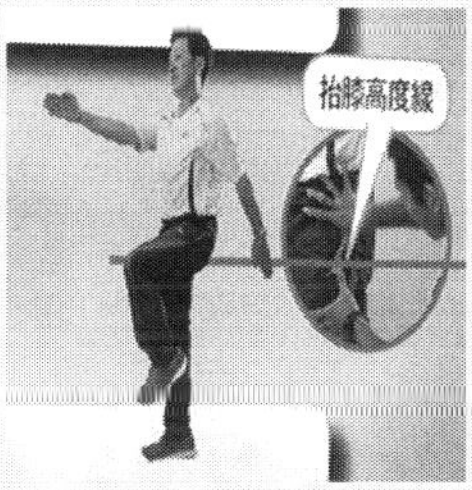 	評估心肺有氧耐力	檢測原地站立抬膝，是評估長者的心肺有氧耐力。檢測時，以受測者髕骨與髂股脊中間1/2的高度，在牆壁上標示出有色膠帶，作為踏步時膝蓋抬高的依據，檢測兩分鐘內完成的踏步次數。	<65步

（續）表2-1　老人功能性體適能檢測項目及內容

檢測項目	檢測目的	檢測方法	危險性閾值
椅子坐姿體前彎 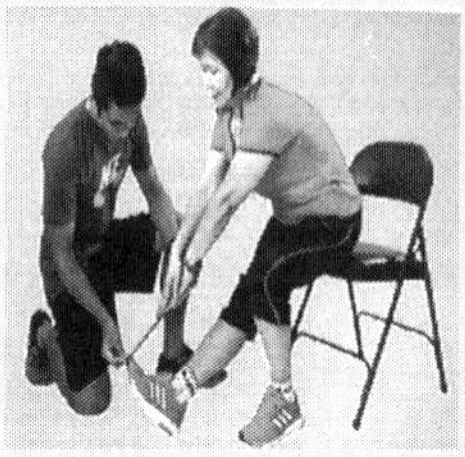	評估下肢柔軟度	檢測坐姿體前彎，主要評估下肢柔軟度。測試時，一腳屈膝，一腳向前伸直，腳跟著地，勾腳尖。雙手上下重疊，盡可能伸向腳尖，停留兩秒，左右腳輪流各測兩次。計分標準是，丈量指尖與腳尖距離以負分記錄，如果手指超過腳尖，以正分記錄，選擇最好一次的成績。	男性：-4吋或更差 女性：-2吋或更差
開眼單足立 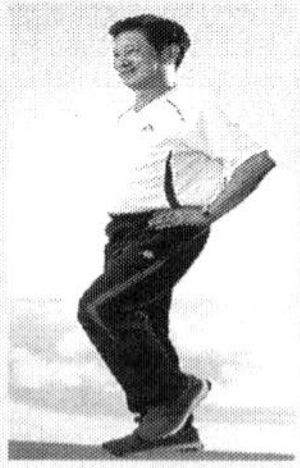	靜態平衡能力	檢測單腳站立，主要評估靜態平衡能力。檢測時，雙手叉腰，單腳站立，離地腳置於支撐腳的腳踝內側，兩腿輪流測試，以一百二十秒為滿分。	
抓背 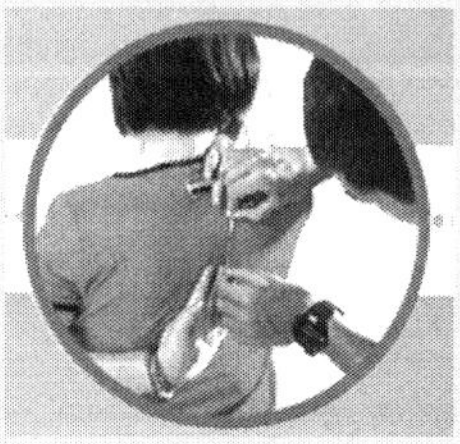	評估上肢柔軟度	抓背檢測主要是評估肩關節的柔軟度，檢測時，慣用手置於同側肩膀後方，掌心朝背部，另一手掌心向外從下背向上延伸，雙手儘量靠近或交疊。計分標準是，測量兩手中指距離，無法碰到距離為負分，交疊處為正分。	男性：-8吋或更差 女性：-4吋或更差
椅子坐起繞物 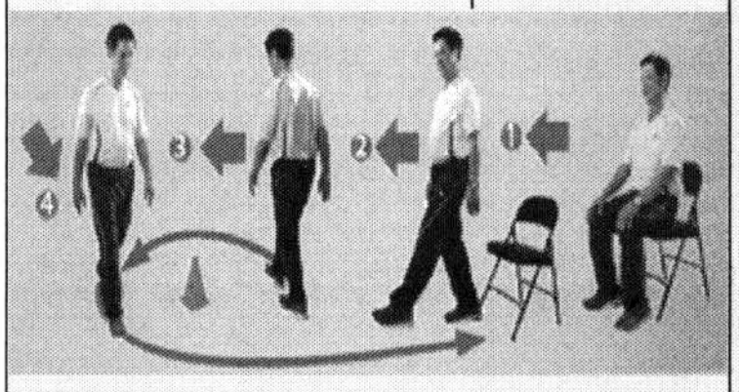	評估敏捷、動態平衡	檢測椅子坐立繞物，主要是評估敏捷性與動態平衡。受測者坐穩在椅子上，前方約2.44公尺處放一障礙錐，檢測員喊「開始」，受測者馬上以最快的步行（不可跑步）繞過障礙錐，並回到椅子上坐好。	9秒或更差

資料來源：研究者編製；教育部體育署（2017）。

健康小辭典

健康體位關鍵密碼BMI 1824

世界衛生組織建議以身體質量指數（body mass index, BMI）來衡量肥胖程度，其計算公式是以體重（公斤）除以身高（公尺）的平方。國民健康署建議，我國成人BMI應維持在18.5（kg/㎡）及24（kg/㎡）之間，太瘦、過重或太胖皆有礙健康。我國十八歲以上成人體位依BMI分為：過輕（BMI<18.5）、健康體重（18.5≦BMI<24）、過重（24≦BMI<27）及肥胖（BMI≧27）。

健康小辭典

基礎代謝率、休息時代謝率、每日所需總熱量

◎基礎代謝率（basal metabolic rate, BMR）

複雜版：男性=（13.7×體重）+（5.0×身高）−（6.8×年齡）+66

女性=（9.6×體重）+（1.8×身高）−（4.7×年齡）+655

簡單版：男性：1.0大卡×體重×24小時

女性：0.9大卡×體重×24小時

◎休息時代謝率（resting metabolic rate, RMR）

基礎代謝率×1.06

◎每日所需總熱量（total daily energy expenditure, TDEE）

基礎代謝率×活動量係數

輕度活動者＝1.1×基礎代謝率

中度活動者＝1.3×基礎代謝率

重度活動者＝1.5×基礎代謝率

健康小辭典

最大心率的測法

要辨別有效的運動，可藉由有無達到目標心率，以做為判斷。最大心率乃指的是心臟在最大壓力下，每分鐘跳動的最高次數。最大心率的測法，目前學者説法很多，最常用的概估是220減去實際年齡，五十歲以上的民眾或中老年則用208減去年齡乘以0.7較準確。所謂有燃燒脂肪效果的心率，最少要在最大心率60%至70%之間，效果最明顯。

健康小辭典

心率儲量評估

心率儲量（heart rate reserve）是指個體由每分鐘安靜心跳數算起，到最大心跳數之間的心跳彈性數量，做為強度管理的依據，年齡是主要的影響因素。一般以達到40~60%的心率儲量為中等費力活動，低於此標準為輕度的身體活動，反之高於此標準時，即達到費力以上的活動強度。其計算公式如下：

心率儲量（次／分）＝（最大心跳率：220－年齡）－安靜心跳率

運動心率（次／分）＝心率儲量＋安靜心跳率

◎以四十歲安靜心跳率為80的成人為例，心率儲量＝最大心跳率－安靜心跳率＝（220－40）－80＝100

其中等費力身體活動＝40~60%×（100）＋80＝每分鐘120~140之間的心跳數。

第三節　健康促進思潮下的老人身體活動

一、設定運動目標並遵守身體活動實施原則，據以研訂運動計畫

(一)設定合宜可行的身體運動目標

首先要考慮個別化因素。健康目標是個別化的，著重個人健康狀況的感受與訴求。從事身體活動之前，先考慮個人的興趣、經濟與環境條件，選擇可以長時間規律實施的身體活動類型；再根據健康體能需求，設定個人健康目標。

其次是將運動目標區分為「增進」（improve）、「維持」（maintain）、「復健」（rehabilitation）三個層次。促進健康的身體活動目標「增進」、「維持」層次，側重在降低罹患慢性疾病的風險；對已生病或失能的人則設定在「復健」層次，減少疾病對身體的限制，維持較佳的日常生活功能。

(二)遵守身體活動實施原則

依據世界衛生組織（WHO）建議，六十五歲以上銀髮族每周除了累計至少一百五十分鐘中等強度運動，並建議每周進行三次促進平衡與防跌倒之運動。身體活動實施原則可列舉以下三項以供參考：

1.超負荷及適應原則：超負荷是訓練強度高於日常活動，甚至造成一些壓力是必要的；面臨超負荷壓力時身體也會接受到改變的反

應，這個過程稱作適應。

2.可逆性原則：生病是一種能量的消耗，老年人一旦生病，便會加速肌肉的分解；身體不活動，肌肉缺少收縮、負重的過程，就會很容易萎縮。

3.全面性原則：運動項目應該多樣化，讓老人使用不同部位的肌肉群，均衡各部位的肌肉發展，進而維持心肺、平衡、肌力、柔軟度、協調及反應能力。

二、運動宜注意選擇健康促進方式、場域與設備

老人運動時選擇健康促進方式、場域與設備，應注意以下六大事項：

(一)運動宜循序漸進，由輕度而中強度

開始運動初期，由較低運動強度（輕度）、較短持續時間開始，待逐漸適應，再增加負荷與時間；較激烈性運動或較長時間持續運動，較易造成酸痛或運動傷害，且降低繼續運動之動機與意願。

(二)以規律性、有氧運動類型爲主

例如散步、步行、快走、游泳、騎腳踏車、太極拳等全身性、多肌肉群、節奏規律的運動尤佳。除體能與健康情形良好者外，建議不要做短時間而強度大的運動，如中短距離跑步及舉重等。

(三)運動時間宜採多次、短時間

運動效果是可以累積的，一天多次運動之方式（每次約十至二十分

鐘）。可以每次先以十分鐘，一天運動三次；也可以先以每次十分鐘開始，約等一至兩周後再逐漸增加運動時間。

(四)運動場域以平地爲佳

不宜參與需下肢骨關節額外負擔之運動，應避免中高衝撞或快速左右折返運動，減低膝關節、踝關節無謂負荷。運動時動作放慢，姿勢不可蹲太低，不要逞強，以免受傷。

(五)做好體溫管理，運動前先做暖身運動

完整的運動過程包含熱身運動、主要運動與緩和運動；正式運動前應讓身體預先做好準備，避免運動傷害或肌肉酸痛，熱身運動大約需五至十分鐘，天氣寒冷須加長時間。

(六)選擇合格的户外健康促進設備

戶外運動要穿著防滑鞋子，或選擇有扶手處活動，預防跌倒。例如：全齡化公園、日本Undo Amusement Park等；運動過程如果不舒服，要停止運動或降低運動強度，不要勉強運動。

三、他山之石——老人功能性體適能實例推介

(一)案例一：日本「撤銷教室」（うんどう教室；Undo教室）

本案例是日本公益財團法人「體能建立指導協會」（体力つくり指導協会）於2001年開始推行在公園和空地作爲發展的運動教室（うんどう教室）。主要是在社區公園，運用設備或是找到空地向協會申請提

供簡單器材，以報名制的方式限制人數，參與者不用費用，沒有限制年齡。同時在舉辦長照預防班的同時，招募輔導員申請者，培養「社區輔導員（運動輔導員）」。兩年後，在當地導師的指導下，該項目將舉辦社區長期護理預防班。

體能建立指導協會在《預防護理綜合業務》中，提出制定並實施眞正「與時俱進」的方案，將老年人的社會參與和社區相互支持體系的建立相結合。「Undo教室」（撤銷教室）是設置在公園等的戶外健康促進設備「Undo Yuen ®」，以及使用專門針對老年人運動習慣的「運動計畫」的護理預防教室。本案值得特別關注的是，爲了消除老人對運動的「辛辣、痛苦、麻煩」等運動的弱點和焦慮，這裏使用了形象溫和的平假名「Yeah」。有關體能建立指導協會「撤銷教室」戶外健康促進設備Undo Amusement Park®介紹，如**圖2-2**。

(二)案例二：臺北市社區健康中心「悠活防跌班」

本案例緣起於「跌倒」是臺北市六十五歲以上長者事故傷害死亡之主因，故臺北市政府衛生局結合國立臺灣師範大學，在臺北市十二行政區辦理「悠活防跌班」（臺北市政府衛生局，2021）。該班參加學員以年滿六十五歲以上且評估爲衰弱前期，可參與爲期十周的課程，自2017年開班以來，參加長者已有5,517人次。

「悠活防跌班」課程內容包括：多元性運動、口腔保健及營養課程，並且會發放口腔保健日誌讓長者維持口腔保健好習慣，運動包括北歐式健走、樂動抗力球、健身操等。經過十周指導後，進行功能性體適能檢測，發現通過一系列健康促進的課程，使得長者在上肢肌力、下肢肌力、行走動態平衡、心肺適能、下肢柔軟度等五項體能呈現正向成效；同時，臺北市衛生局網站提供下載防跌新三寶：「高齡者健康生活摺頁」、「自主運動健康操影片」及《長者防跌妙招手冊》，讓長輩一

鍛煉計劃（示例）

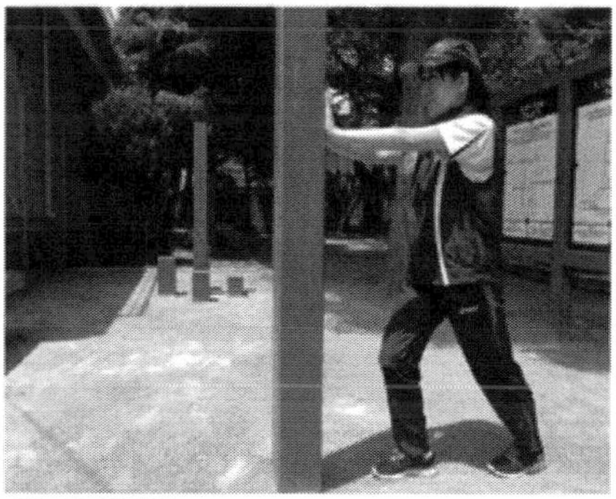

①不要絆倒
目的：緩解足部疲勞

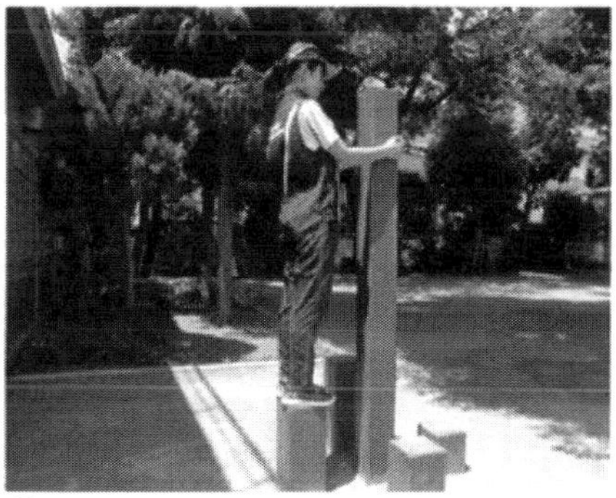

②Kaidan Udo
目的：緊實下半身

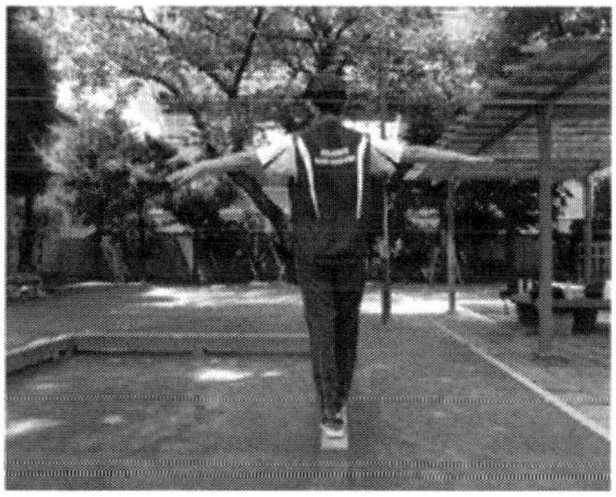

③搖晃
目的：改善姿勢，穩定臀部

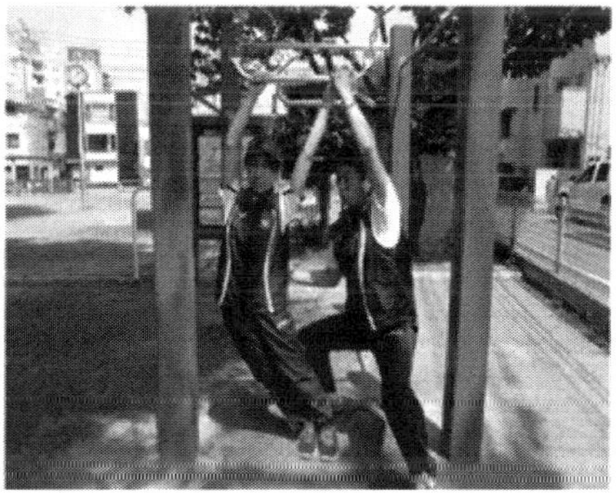

④全身疲勞
目的：緩解全身疲勞

圖2-2　「撤銷教室」戶外健康促進設備Undo Amusement Park®介紹

資料來源：日本公益財團法人「體能建立指導協會」（2024）。

同攜手齊防跌，迎向新生活，值得借鏡。

(三)案例三：「全齡化公園」

「全齡化公園」是指一座孩童、長者、孕婦甚至身心障礙的民眾，是全齡皆適合運動的場所。目前已改善完成的特色共融或全齡公園數量已達兩百零六座。園內許多特色設施，包括：體感平衡、重力油壓及戰鬥繩等器材，能夠訓練多種身體部位與加強身體機能，並在旁貼上行動條碼（QR Code），供使用者掃描後，連結教學影片觀看，來傳達正確地使用資訊與注意事項。

另方面：開發「新北動健康4.0」應用程式（APP），期盼年長者記錄自身運動成果之外，還能保持良好的運動習慣。本案例依照不同年齡層打造專屬設施，強調生命週期的概念，從幼兒至長者都有不同的器材能使用。就戶外健康促進設備的友善環境而論，新北市「全齡化公園」的建置理念以及整體規劃，主要在解決個人、人群、行爲及資源與健康的問題，具有前瞻性的遠見。

(四)案例四：「不倒翁學校」

「不倒翁」是推行北歐式健走杖運動，旨在增強肌力防止跌倒的基礎訓練，藉由健走杖發展出一套肌力運動，並在課程中推行，希望可以讓高齡者擺脫輪椅。本案例是由郭健中醫師針對「虛弱長者」所設計的功能性運動訓練課程，結合ACE IFT運動訓練理論（功能性動作和阻抗訓練）及臨床實務經驗，使用兩根健走杖做爲支撐來做各種動作。

不倒翁學校健走杖運動課程培訓兩百多位健走杖運動指導員，運用在個別運動指導、團體運動班、樂齡大學，老人安養中心、日間照顧中心、術後復健，及銀髮健身研究計畫。本案例針對虛弱長者在「行」方面的訓練，符應運動目標定位在「復健」層次，在健康促進介入方面，値得參採。

(五)案例五：「銀髮健身俱樂部」

銀髮健身俱樂部是由中央與地方政府，一起布建專屬長者的健身房，旨在針對長者使其具有足夠肌力，以降低衰弱風險，以提升長者運動可近性，成爲長者相互關懷和陪伴的好地方。自2021年至2023年已於二十一縣市累計布建一百二十八處據點，並持續結合地方特色及資源擴大布建中（衛福部國健署，2023）。規劃2021年至2025年布建二百八十八處銀髮健身俱樂部據點。

銀髮健身俱樂部不僅有適合銀髮族的專屬運動設備，也有專業運動教練指導，提供正確、規律且安全的運動建議。並於課程中搭配長者健康整合式評估（ICOPE），讓長者瞭解自己的衰弱部分，及運動前、後身體功能改變程度。例如，高雄市「長生全方位銀髮健身俱樂部」、臺南市「臺江銀髮健身俱樂」等。本案結合衛教，提升長者健康觀念，已成爲長者互相鼓勵、閒話家常或支持陪伴的場所。本案例實是在健康促進思潮下，提供給老人身體活動的好措施，可供參採。

健康小辭典

零時間運動

3零（3 Zero）：零時間、零金錢、零器材

3好（3E）：好玩、好易、好快見效（enjoyable、easy、effective）

3任（3A）：任何人、任何時、任何地點

備註：零時間運動（zero time exercise）是2015年由香港賽馬會慈善信託基金，以及香港大學公共衛生學院提出的計畫，是不需要時間、金錢或器材，利用坐著、站著及步行時進行的體能運動。其運動概念是鼓勵市民大眾透過簡單的動作，增加日常的運動量。「零時間運動」隨時、隨地、任何人都可以進行。這種體能運動可以融入日常生活之中，例如在家中、在工作間、排隊時及等人等車時，而且不同年齡的家庭成員也適合。

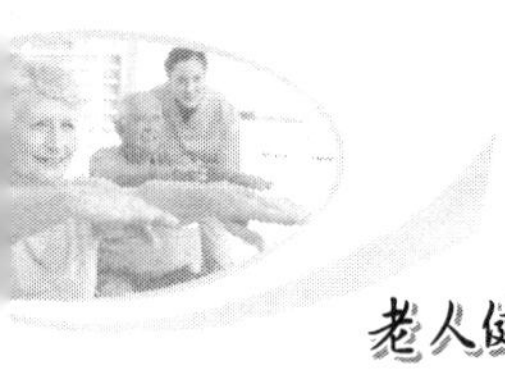

資源宅急便

1.運動計算機：https://km.hpa.gov.tw/obesity/TC/SportCalculate.aspx

2.i運動資訊平台：https://isports.sa.gov.tw/index.aspx

3.衛福部國健署動動生活教育資源平台：https://dondonlife.mystrikingly.com/

4.PARCT身體活動資源整合中心：https://sites.google.com/view/parct2017

5.銀髮健身GO樂活動起來：https://youtu.be/vezgbgvTjoo

6.習以爲常動健康—最重要的小事（坐姿）：https://youtu.be/xTja58djByM

7.習以爲常動健康—十全十美銀健康（站姿）：https://youtu.be/JIz3uDidqIw

8.我家也是健身房—故事篇（影片）：https://youtu.be/-lI1rHKfg54

9.我家也是健身房—長者篇（影片）：https://www.youtube.com/watch?v=jblfbHLwc40

10.只要2瓶礦泉水，我家就是健身房！（直播）https://reurl.cc/x0amnN

11.動動生活GO！我家也是健身房（直播）https://reurl.cc/gmGAKV

12.高齡者健康操（國語版—完整版）健康九九Youtube專屬頻道：https://youtu.be/VGj-wQZE7IU

高齡者健康操（國語版 短版）https://www.youtube.com/watch?v=4gXdDiu-4e8&list=PLrVx-KDafn6HOZNFJ1akWH3a3naj9JAmb&index=1

13.動動生活（影片）：https://health99.hpa.gov.tw/material/5575

14.動動生活（手冊）（2017）：https://health99.hpa.gov.tw/material/3282

15.公園體健設施影片—上肢牽引器篇：https://health99.hpa.gov.tw/educZone/edu_detail.aspx?CatId=51531

16.公園體健設施影片—太空漫步機篇：https://health99.hpa.gov.tw/educZone/edu_detail.aspx?CatId=51532

17.防疫勿忘多運動公園設施教你用：https://www.hpa.gov.tw/Pages/Detail.aspx?nodeid=4141&pid=12208

18.快樂運動531 樂活健康999：https://www.youtube.com/watch?v=UARIqfoU1hE

19.健康生活動起來—身體活動小手冊（2018）：https://health99.hpa.gov.tw/material/3077

20.國民體適能—體適能健康寶典專區（六十五歲以上，銀髮族體適能健身寶典）：https://isports.sa.gov.tw/apps/Download.aspx?SYS=TIS&MENU_CD=M04&ITEM_CD=T02&MENU_PRG_CD=2&ITEM_PRG_CD=7

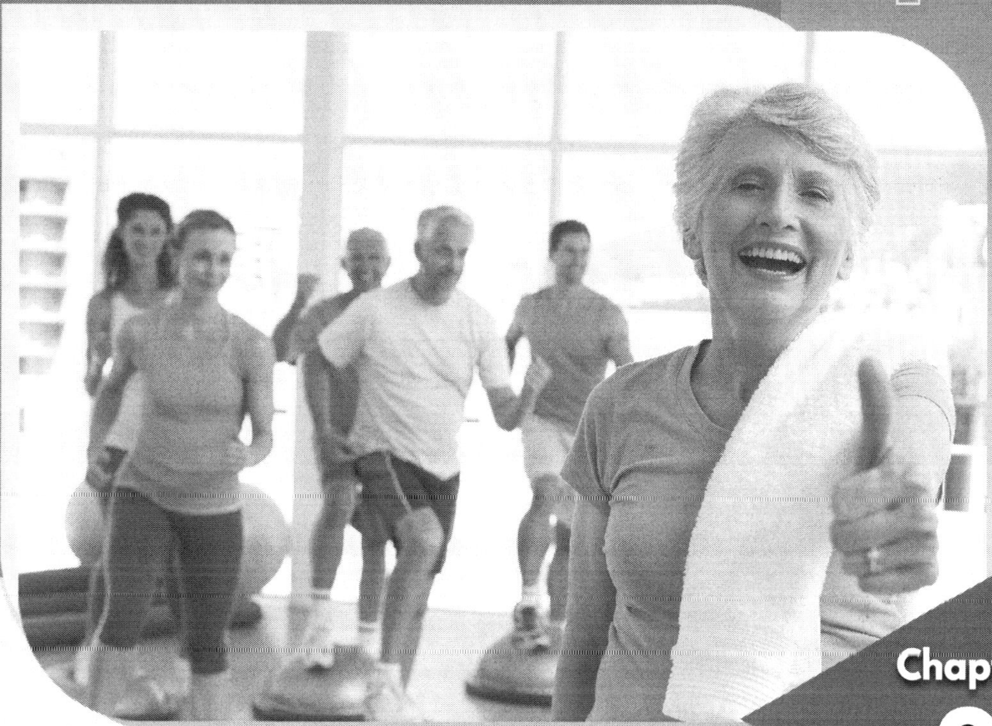

Chapter 3

老人健康飲食

- 老人的飲食與營養問題
- 老人的飲食指南與均衡飲食
- 健康促進思潮下老人的健康飲食

前言

伴隨人類整體預期壽命的持續增長，已經有越來越多的人，體認到飲食與健康的重要性。中國人常說一句話：「食爲天」；英語中也有類似的說法："You are what you eat."兩者皆是在表達，人如其食，或可直接理解爲——飲食決定你的健康狀況。

當年輕力壯生龍活虎時期，體適能處於高峰，抵抗力強；對於飲食與健康連接問題，大多習而不察地度過。當邁入成年中、晚期時，青壯時期「用生命打拼，換金錢」的代價顯現。由於身體機能自然衰退，帶來生理、心理的變化，可能會有腸胃不適、牙齒咬合、食欲不振等大小問題，導致食物攝取不均衡。營養不良將使身體機能加速退化，終於加入「用錢買藥，換生命」俱樂部，成爲無限VIP卡會員。

問題是，因飲食問題帶來的「衰老病死」宿命可有解方？是的，健康飲食備受國際重視，聯合國大會宣布2016至2025年爲「營養行動十年」，世界衛生組織亦指出，不健康飲食亦是非傳染病的危險因子。本章將首先揭露老人營養問題的重要性，通過提出健康促進思潮下老人的健康飲食饗宴，共享維護老年健康生活所需的功能發揮：生理、心理健康和良好的社會適應能力。

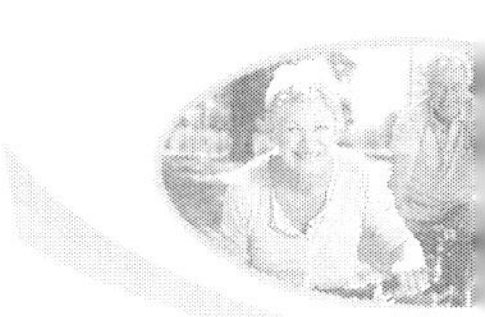

第一節 老人的飲食與營養問題

一、老人生理變化停、看、聽

老化帶來生理上的衰退，各種慢性疾病逐漸降臨，尤其是罹患與血管病變相關的疾病。衛福部國健署（2020）指出，依據2016至2019年「國民營養健康狀況變遷調查」，推估二十歲以上，高血壓患者約501萬人，高血脂患者約419萬人，糖尿病患者約190萬人，而在國人十大死因中，與三高相關的疾病，包括：排在第二位是心臟疾病、第四位是腦血管疾病、第五位是糖尿病、第八位是高血壓性疾病及第九位的腎病。

的確，長者晚期之生理變化，因生理器官功能日漸退化，進食及吸收能力也會下降，因而影響其飲食營養狀況。茲就「口腔」、「腸胃道」、「骨骼」三方面說明之。

(一)口腔方面

1.牙齒數目減少、鬆脫或是假牙不合，食物殘渣容易卡在假牙上；或進食時假牙摩擦，使得牙床疼痛，導致無法咀嚼食物，因而不願意進食。

2.唾液腺無法分泌足夠的唾液來潤滑消化食物。

3.味蕾數目減少，味覺及嗅覺神經的反應變慢，降低了味覺及嗅覺的感受力，使得口味變重或食慾下降。

(二)腸胃道方面

腸胃道內的酵素、消化液分泌減少，腸胃蠕動變慢，吸收功能變差，造成腸胃不適，容易有消化不良、脹氣、便秘等問題。

(三)骨骼方面

隨著年齡的增加，骨質密度降低，可能增加骨折的機會；骨質逐漸流失，造成骨質疏鬆症。

(四)其他

1.在進餐時感到孤單而沒有胃口。
2.因服用藥物引起味覺的問題或喪失食慾。

二、老人生理變化與飲食營養

(一)老人營養識能不足問題

相關調查發現，長者營養問題前三名分別是，熱量攝取不足（28.6%）、蛋白質攝取不足（17.9%），以及膳食纖維攝取不足（12.5%）。臺灣社區老人約10%營養不良，53%的老人健康知識能力不足，根本不知道每日建議攝取營養源，同時，長者對均衡飲食及肌少症等觀念，亦多半不足，也聽不懂醫囑、藥囑，隨便吃，讓營養不良陷入惡性循環。這些都是老人營養問題。

另外，調查顯示，臺灣長者體內營養素缺乏鈣、鎂、鋅、維生素E、維生素B_6，從攝取六大類食物觀察，攝取不足以乳品類及水果類爲主，特別是乳品類攝取，六十五歲至七十四歲每天攝取不到一份的占比多達82.6%，七十五歲以上更嚴重，占整體的93.4%。

(二)生理變化影響老人進食問題

那些問題會影響老人進食呢？衛福部國健署（2015）指出，老人受到生理影響，常見的進食問題包括；

◆口腔功能降低

唾液分泌減少、牙齒脫落造成咀嚼功能變差。嗅覺神經及味蕾細胞數量減少，導致嗅覺及味覺遲鈍，味覺閾值的上升，容易吃得過鹹、過甜。較不易感到口渴，因此造成每天的水分攝取量不足。

◆消化功能減弱

胃液分泌減少進而影響鈣、鐵及維生素B_{12}的吸收，腸道蠕動能力變差，加上纖維攝取不足，容易發生便秘。

◆體重的變化

由於活動量減少，需要吸收的熱量（卡路里）比年輕時還要少，並且肌肉將會鬆弛，脂肪開始積聚。因此，隨著年歲增長，體重可能會增加，患病的風險便相對提高。

三、老人營養問題的重要性

世界衛生組織指出，不健康飲食、缺乏運動、不當飲酒及吸菸是非傳染病的四大危險因子；聯合國大會倡議2016至2025年為「營養行動十年」，說明了健康飲食備受國際重視。根據2002世界健康報告，非傳染性疾病中，最重要的危險因子包括：高血壓、高膽固醇、蔬果攝入不足、體重過重或肥胖、缺少身體活動、吸菸，這六個危險因素中，有五項與人們飲食和身體活動有關，換言之，透過健康的飲食以及配合適度的運動，就能達到疾病預防的目的。

另外，由於肥胖與糖尿病及心血管疾病有高度的相關，若能適當地減輕體重，肥胖的老年人也可因而改善糖尿病，以及心血管疾病的危險因子。然而老人減重時，限制熱量攝取，需要特別注意，可能同時會造成重要營養素攝取不足的問題。衛福部國健署（2025）「民國一百一十二年中老年身心社會生活狀況長期追蹤調查結果報告」：五十八歲以上中老年人有10.9%達到天天五蔬果，其中男性10.7%，較女性11.1%爲低。七十五歲以上老年人不分男、女性，天天五蔬果的百分比，均較其他的年齡層爲低。

前述調查發現，老人飲食營養知識欠佳，對於飲食與疾病的關係，不清楚各類食物的需要量，特別是女性、年紀較大、低教育程度者；對於吃素食的老人，其營養狀況與健康情形，亦應加以關注。部分老人已較成人攝取較多蔬果，隨著生理功能的老化，可能會造成一些問題影響到營養的攝取。因此，提升老人對攝取蔬果、飲食的重視，對老人健康飲食至關重要。

第二節　老人的飲食指南與均衡飲食

一、老人的均衡飲食

(一)均衡飲食的意義

均衡飲食（balanced diet）泛指每種必需營養素都攝取到需求量，且

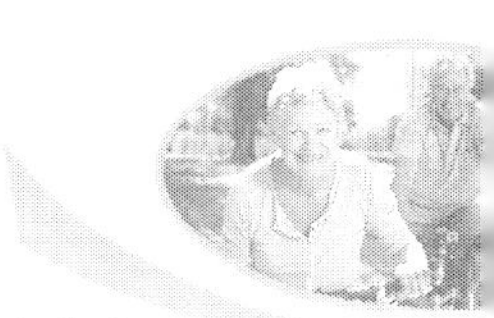

熱量攝取與熱量消耗達到平衡；也就是選擇多種類和適當分量的食物，以便能提供各種營養素和恰當熱量去維持身體組織的生長，增強抵抗力和達致適中的體重。

均衡飲食是維持健康的要素，否則會對身體健康造成嚴重損害。就老年人而言，由於差異性頗大，在選擇食物種類和分量時，尤其要謹慎；在進食時，宜尊重專業醫生、營養師的醫囑，參照「健康飲食金字塔」、「六十五歲以上銀髮族每日飲食指南」的分量比例進食，以及每天喝充足水分，以促進健康。

(二)均衡飲食的重要性

許多研究顯示，均衡飲食與健康關係密切。營養學家Shah（BBC news, 2020）指出，飲食要有規律，才可以確保血糖穩定；吃飯不定時，可能導致血糖下降，會出現疲勞和煩躁，甚至還會出現抑鬱和焦慮等症狀。更重要的是，不斷吃零食會影響食慾和胰島素功能。

同時，均衡飲食可以爲大腦提供維持樂觀情緒所需的營養，並改善大腦細胞之間的信號傳導，讓大腦保持最佳狀態。抑鬱症目前已經成爲全球範圍內人們精神健康的主要問題，澳大利亞迪肯大學（Deakin University）食品與情緒中心主任Jacka教授的研究表明，健康飲食可以預防抑鬱。

研究顯示，當人感到疲倦時，更可能會受到高卡路里、高糖和高脂肪食品的誘惑。日本國民長壽科學研究所的研究指出，飲食多樣化的老人，記憶力、判斷力、表達和理解等認知功能較佳，可預防失智。因此，均衡飲食的重要性不言可喻。

二、老人每日飲食指南

(一)頗受關注的地中海飲食

2019年《美國新聞與世界報導》雜誌檢視四十一種最受歡迎的飲食型態，將最佳飲食推薦第一名頒給地中海式飲食（mediterranean diet），地中海飲食是全球知名的健康飲食類型，不只抗發炎、長壽、護心臟，還能預防失智。

全麥、蔬菜、水果、魚和橄欖油是地中海式飲食的主要特徵。研究指出，地中海沿岸居民普遍以蔬果、全穀類為主食，並搭配海鮮、家禽、新鮮水果，以及品嚐適量紅酒。調味品則使用橄欖油、大蒜、洋蔥、番茄、堅果，和各式新鮮香草，例如：迷迭香、百里香等。

上揭飲食品類深具抗氧化物、維生素、纖維，以及多酚類化合物（phenolic compounds），能夠保護身體，較少罹患慢性疾病。同時此類飲食的熱量，大多來自於單元及多元不飽和脂肪，由於飽和脂肪攝取得少，因而有助身心健康，可供老人每日飲食參考。

(二)銀髮族每日飲食建議

依據衛福部國健署（2018）「六十五歲以上銀髮族每日飲食建議」，每日飲食必須攝取均衡且足夠的六大類食物。扇形圖（**圖3-1**）代表在每日飲食中，應包含六大類食物以及各類食物的建議食用量。說明如下：

1.全穀雜糧類（每日建議攝取2~3.5碗）：選擇富含豐富維生素B、維生素E、礦物質及膳食纖維的食物，如糙米、全麥、番薯、馬鈴

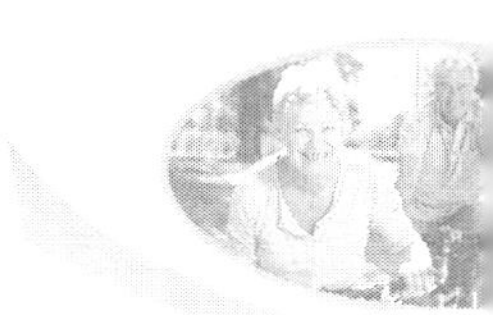

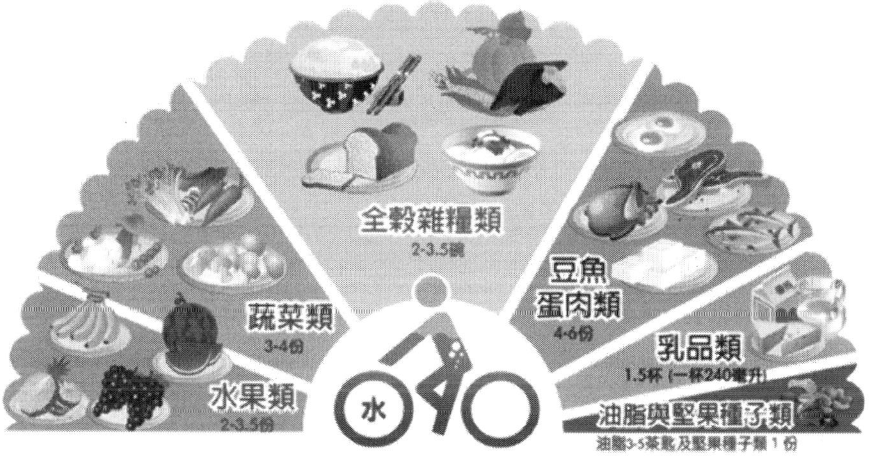
全穀雜糧類
2-3.5碗
豆魚
蛋肉類
4-6份
乳品類
1.5杯（一杯240毫升）
油脂與堅果種子類
油脂3-5茶匙及堅果種子類1份
蔬菜類
3-4份
水果類
2-3.5份
水

圖3-1　六十五歲以上銀髮族每日飲食建議

資料來源：衛福部國健署（2018：23）。

薯、芋頭、南瓜、山藥、蓮藕、紅豆、綠豆、花豆、皇帝豆、蠶豆、栗子、蓮子、菱角等。

2.乳品類（每日建議攝取1.5杯）：提供身體鈣、優質蛋白質、醣類、脂肪、維生素、礦物質，如鮮乳、低／脫脂乳、保久乳、奶粉、優酪乳、優格、乳酪。

3.豆魚蛋肉類（每日建議攝取4~6份）：提供優質蛋白質、維生素A、維生素B_1、維生素B_2、鐵、磷等營養素，如黑豆、黃豆及其製品、蛋類。

4.蔬菜類（每日建議攝取3~4份）：蔬菜類食物富含維生素、礦物質、膳食纖維、植化素。膳食纖維可以增加飽足感，清除體內廢物，維持腸道健康，例如：花青素、含硫化合物、胡蘿蔔素、茄紅素、類黃酮素、多醣體等，具有抗發炎、抗癌、抗老化等效果。

5.水果類（每日建議攝取2~3.5份）：一分量如小橘子或小蘋果一個，可提供身體所需的維生素。

6.油脂與堅果種子類（油脂每日建議攝取量爲3~5茶匙；堅果種子建議每日攝取1份）：油脂可提供熱量和維生素A、維生素E。建議選用富含單元不飽和脂肪酸的植物油，如橄欖油、苦茶油、芥子油、油菜籽油、花生油等。堅果種子如芝麻、腰果、核桃、杏仁、瓜子、花生、葵花子等。

健康小辭典

如何計算飲食量

＊1份豆魚蛋肉類：約雞蛋1個、傳統豆腐3格、豬小里肌肉35公克、一般魚類35公克。

＊1份蔬菜：約半碗（生菜約1碗）。

＊1份水果：約切塊水果大半碗至1碗。

＊1份乳品：240毫升。

＊1份堅果種子：1湯匙量（約杏仁果5粒、花生10粒、腰果5粒）。

健康小辭典

健康飲食標準

依據衛生福利部公布的〈每日飲食指南〉及〈素食飲食指南〉，各類食物所提供營養素不盡相同，應多元化地選擇，適量攝取來達到均衡的目的。提供六大類食物代換分量表，做為參考：

1.全穀雜糧類1碗（碗為一般家用飯碗、重量為可食重量）

＝糙米飯1碗或雜糧飯1碗或米飯1碗

＝熟麵條2碗或小米稀飯2碗或燕麥粥2碗

＝米、大麥、小麥、蕎麥、燕麥、麥粉、麥片80公克

＝中型芋頭4/5個（220公克）或小番薯2個（220公克）

＝玉米2又1/3根（340公克）或馬鈴薯2個（360公克）

＝全麥饅頭1又1/3個（120公克）或全麥土司2片（120公克）

2.豆魚蛋肉類1份（重量為可食部分）

＝黃豆（20公克）或毛豆（50公克）或黑豆（25公克）

＝無糖豆漿1杯或雞蛋1個

＝傳統豆腐3格（80公克）或嫩豆腐半盒（140公克）或小方豆干1又1/4片（40公克）

＝魚（35公克）或蝦仁（50公克）

＝牡蠣（6公克）或文蛤（160公克）或白海參（100公克）

＝去皮雞胸肉（30公克）或鴨肉、豬小里肌肉、羊肉、牛腱（35公克）

3.乳品類1份（1份＝240毫升全脂、脫脂或低脂奶一1杯）

＝鮮奶、保久奶、優酪乳1杯（240毫升）

＝全脂奶粉4湯匙（30公克）

＝低脂奶粉3湯匙（25公克）

＝脫脂奶粉2.5湯匙（20公克）

＝乳酪（起司）2片（45公克）

＝優格210公克

4.蔬菜類1份（1份為可食部分生重約100公克）

＝生菜沙拉（不含醬料）100公克

＝煮熟後相當於直徑15公分盤1碟或約大半碗

＝收縮率較高的蔬菜如莧菜、地瓜葉等，煮熟後約占半碗

＝收縮率較低的蔬菜如芥蘭菜、青花菜等，煮熟後約占2/3碗

5.水果類1份（1份為切塊水果約大半碗至1碗）

＝可食重量估計約等於100公克（80~120公克）

＝香蕉（大）半根70公克

＝榴槤45公克

6.油脂與堅果種子類1份（重量為可食重量）

＝芥花油、沙拉油等各種烹調用油1茶匙（5公克）

＝杏仁果、核桃仁（7公克）或開心果、南瓜子、葵花子、黑（白）芝麻、腰果（10公克）或各式花生仁（13公克）或瓜子（15公克）

＝沙拉醬2茶匙（10公克）或蛋黃醬1茶匙（8公克）

資料來源：衛福部國健署社區健康組（2024/12/04），https://www.hpa.gov.tw/Pages/Detail.aspx?nodeid=543&pid=8382

三、老人不同生活活動強度的飲食

(一)生活活動強度分類

個人日常生活活動強度與每日飲食需要量息息相關，日常生活偏爲靜態活動者所需的熱量較低，飲食量也就較少；從事重度勞動量工作者，就需要有較多的食物，才能符合身體需要。依據衛福部國健署（2018）資料，日常生活活動量可區分成四種強度：低、稍低、適度及高。**表3-1**爲日常生活活動強度的判斷參考。

表3-1　生活活動強度分類

低	靜態活動，睡覺、靜臥、悠閒地坐著。例如：坐著看書、看電視……等。
稍低	站立活動，身體活動程度較低、熱量較少。例如：站著說話、烹飪、開車、打電腦。
適度	身體活動程度為正常速度、熱量消耗較少。例如：在公車或捷運上站著、用洗衣機洗衣服、用吸塵器打掃、散步、購物……等。
高	身體活動程度較正常速度快或激烈、熱量消耗較多。例如：上下樓梯、打球、騎腳踏車、有氧運動、游泳、登山、打網球、運動訓練……等運動。

資料來源：衛福部國健署（2018：29）。

(二)老人一日飲食建議量

據統計，一個人一天所需要的熱量大約是1,500-2,000大卡（視性別、年齡、運動量多寡而有所不同）。衛福部建議，合宜的三大營養素攝取量，占總熱量之比例爲：蛋白質10-20%，脂肪20-30%，醣類50-60%。依不同生活活動強度之六十五歲以上老人之熱量需要，以此熱量分配原則計算出每日飲食建議攝取量，如**表3-2**。依據個人性別與「生活活動強度」（低、稍低、適度），即可知道每日飲食建議攝取量。可利用「中研營養資訊網」（https://www.ibms.sinica.edu.tw/health/plan.html）計算個人所需卡路里以及建議飲食。

(三)無特殊疾病長者飲食的小撇步

健康或亞健康的長者，通過關注下列小撇步的飲食調配，將能擁有健康、舒適延緩老化的生活。

1.隨時補充水分：每天飲用六至八杯水及飲品（每杯兩百四十毫升），包括：鮮奶、保久乳、優酪乳、湯、果汁、咖啡、茶等，可維持體溫恆定，排除尿液、汗及糞便，清除體內廢物，促進腸胃蠕動，以利改善便秘。

表3-2　六十五歲以上銀髮族一日飲食建議量

年齡	六十五歲以上					
生活活動強度	低		稍低		適度	
性別	男	女	男	女	男	女
熱量（大卡）	1,700	1,400	1,950	1,600	2,250	1,800
全穀雜糧類（碗）	3	2	3	2.5	3.5	3
未精緻**（碗）	1	1	1	1	1.5	1
其他*（碗）	2	1	2	1.5	2	2
豆魚蛋肉類（份）	4	4	6	4	6	5
乳品類（杯）	1.5	1.5	1.5	1.5	1.5	1.5
蔬菜類（份）	3	3	3	3	4	3
水果類（份）	2	2	3	2	3.5	2
油脂與堅果種子類（份）	5	4	5	5	6	5
油脂類（茶匙）	4	3	4	4	5	4
堅果種子類（份）	1	1	1	1	1	1

*「未精緻」主食品，如：糙米飯、全麥食品、燕麥、玉米、番薯等。

**「其他」：是指白米飯、白麵條、白麵包、饅頭等，這部分全部換成「未精緻」更好。

資料來源：衛福部國健署（2018：28）。

2.攝取高鈣食物：維持骨質密度，建議可攝取：(1)乳品類；(2)豆製品：傳統豆腐、五香豆干、小方豆干等；(3)深綠色蔬菜：芥蘭、莧菜、地瓜葉等；(4)少食用含咖啡因高的食物，避免影響鈣質的吸收，加速鈣質的流失。

3.添加醋、檸檬等酸性物質：烹調時適度添加，讓食物中鈣質流出；再搭配適度運動與晒太陽，增加體內維生素D的產生，有助人體鈣的吸收。

4.口腔檢查與烹飪：重點在關心銀髮族的咀嚼和吞嚥狀況，應每半年做一次口腔檢查。烹飪時適時地調整飲食質地，讓長輩們可以得到完善的飲食營養，例如：選擇質軟、易消化的食物，以清蒸、煮、炒、滷的烹調方式，或用果汁機將蔬菜、水果打成泥，但不要濾渣。

第三節 健康促進思潮下老人的健康飲食

一、老人健康促進優活飲食的三大規準

(一)三類食物交叉吃

維持體內食物的平衡，交叉訓練飲食，可概分爲三大類：(1)抗氧化蔬果：此類食物富含維生素、礦物質和植物營養素（phytonutrients）。(2)蛋白質、瘦肉和健康的脂肪：此類食物提供必需胺基酸，能夠維護並且修復身體細胞。(3)全穀類、豆類和其他碳水化合物：此類食物富含纖維和能夠抗癌的營養成分。

(二)四戒原則常遵守

(1)戒除餐餐吃到飽、吃到撐；輕微的飢餓可刺激生長激素釋放，延緩老化；(2)儘可能不食用加工食品、冷凍食品，可避免自由基破壞細胞；(3)戒除常吃油炸食品；(4)戒除偏食；一天最好吃二十至三十種類食物，俾使營養均衡。

(三)五色蔬果保活力

不同顏色的蔬果，含有不同的元素，經常食用蔬果是人瑞平日普遍的飲食習慣。

1.黃／橘色：紅蘿蔔、番薯、南瓜、芒果、玉米和甜瓜，其中的類胡蘿蔔素，能降低罹患癌症的風險。

2.綠色：深綠蔬菜中的葉黃素，能保護眼睛清晰明亮。

3.藍／紫色：藍莓、黑莓、茄子、葡萄所含的花青素，可預防腫瘤形成，抑制生長。

4.紅色：番茄、葡萄柚、西瓜、草莓等，皆含有茄紅素，可以對抗癌症和心血管疾病。

5.白色：白色花椰菜、大蒜、洋蔥有助抗癌，馬鈴薯富含維生素C。水煮雞肉、海鮮、起司、蛋和豆腐，都是優良蛋白質的來源。

二、老人健康促進優活飲食的三大支柱

(一)支柱一：遵守老人飲食「過程－結果」原則

回顧二十世紀七〇年代以來，國際間有關健康促進一詞，有視爲達到健康的「過程」，也有看重是最終的「結果」，或強調生活方式、目標，各有所執，唯以不同的解讀，將影響健康促進計畫之擬定及介入策略的選擇。

就老人健康飲食而言，基於老人異質性大，各人條件因素不同，若僅重視「過程」或限於「結果」，勢將自限於見樹不見林或見林不見樹的謬誤。是以，健康促進思潮下老人的健康飲食，依據「過程－結果」原則，同時衡量過程的實情以及因之所導致結果的可能，做滾動式的調整。亦即堅持以「健康」爲目的，兼顧個人生活型態與環境之改變事實（包含物理、社會、經濟等層面）因素，此爲老人的健康飲食支柱一。

(二)支柱二：導入健康「我的餐盤與三好一巧」（圖3-2）

◆我的餐盤

衛福部國健署2018年出版《我的餐盤　聰明吃．營養跟著來》手冊，依「每日飲食指南」原則，「我的餐盤」將每餐或每日食物的六大類飲食：建議份數圖像化，在餐盤中依面積比例分隔，分成水果、蔬菜、豆魚蛋肉類、全穀雜糧類、堅果種子類及乳品類，並配合六口訣：「每天早晚一杯奶、每餐水果拳頭大、菜比水果多一點、飯跟蔬菜一樣多、豆魚蛋肉一掌心、堅果種子一茶匙」，讓民眾更容易理解如何達到健康的飲食，並於日常生活中實踐。

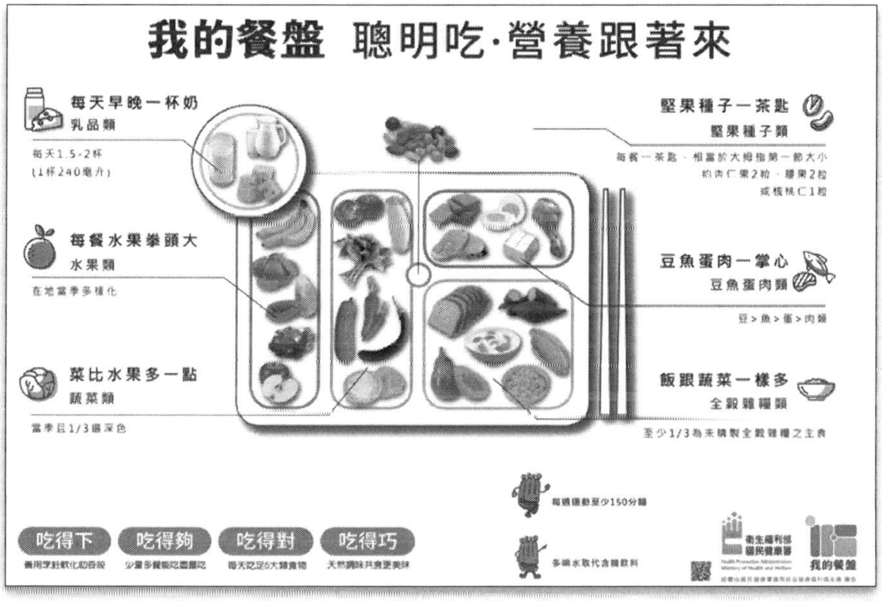

圖3-2　銀髮餐盤均衡飲食餐墊

資料來源：衛福部國健署健康九九網站。

◆三好一巧

衛福部國健署爲建立高齡族群的營養飲食新觀念，呼籲大家一起重視高齡營養健康促進議題，共同邁向高齡營養新食代。2018年大力推廣「三好一巧」健康均衡飲食原則：

1.「吃得下」：善用烹飪軟化助吞嚥。調整烹調方式及食物質地，協助老人吞嚥，以提升高齡者的飲食品質和營養狀態。

2.「吃得夠」：少量多餐，能吃儘量吃。倘無慢性疾病或特殊情形需限制飲食的情況，建議高齡者能吃儘量吃，或是運用少量多餐方式，達到一日所需熱量與營養。

3.「吃得對」：每天吃足六大類食物。建議依照「我的餐盤」，均衡攝取六大類食物，滿足日常所需營養。

4.「吃得巧」：天然調味，共食更美味。可選擇較軟食材、運用小量擺盤、添加天然調味料等增添料理風味。透過家人、親友陪伴用餐，提升高齡者飲食上的動機。

(三)支柱三：活化老人營養改善方法

老人常因爲生理功能的退化，造成腸胃不適、咀嚼功能不佳、沒有食慾、口味變重等問題，以下飲食改善方法，可供參考。

◆腸胃不適

1.避免暴飲暴食，以少量多餐爲原則，並可以補充些點心。

2.少吃油炸、油煎的食物。

3.改善便秘可多吃富含膳食纖維的食物，例如：蔬菜、水果、全穀雜糧（糙米、全麥饅頭）、蒟蒻等。

4.脹氣引起不適時，少攝取韭菜、洋蔥、青椒、乾豆類、花菜、番薯等。

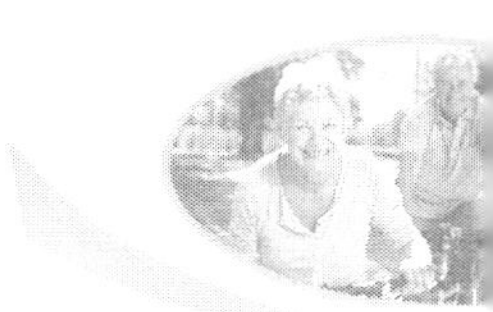

◆咀嚼功能不佳

1.定期做口腔檢查及牙齒治療。

2.選擇質地軟、易消化的食物，例如：水果泥、蒸蛋。

3.烹調時將食物切細煮爛。

4.蔬菜、水果可用果汁機打成泥，但不要過濾殘渣。

◆沒有食慾

1.家人多陪伴銀髮族一起進食，增加進餐的愉快氣氛。

2.可以勾芡、沾醬、淋上湯汁方式，使食物潤滑順口，汁液勿太油膩。

3.多利用清蒸、水煮、燉、滷等方式烹調，使食物柔軟易吞嚥。

4.經常變換食譜，注意色、香、味的調配。

5.飲食著重適量及多變化。

6.多活動，可以增加食慾。

◆口味變重

避免攝取太多的鈉，可使用下列食材調味或增加風味：

1.醋、檸檬、番茄、鳳梨等酸味物質。

2.中藥材，例如：當歸、枸杞。

3.辛香料，例如：香菜、蔥、薑、蒜、八角、洋蔥。

4.以甘味物質提味，例如：海帶、香菇。

5.可用代鹽或代糖，減少鹽、糖的使用量。

6.食物趁熱上桌，香氣散發食用。

三、老人健康促進優活飲食的他山之石

(一)地中海飲食法：「高纖」、「低脂」及「營養素均衡」

本飲食法有可降低罹患心血管疾病、癌症及其他慢性疾病的優點。研究發現，地中海沿岸居民主要的飲食內涵是多蔬果，多纖維，多吃鮮魚，用橄欖油及適量的飲酒習慣。值得注意的是，這種飲食習慣完全符合「高纖」、「低脂」及「營養素均衡」三大健康飲食的原則。

(二)沖繩人瑞的健康飲食：粗茶淡飯，配合活躍開朗

本飲食習慣有助遠離三大文明病：癌症、心臟疾病、腦血管病變，也被譽爲最容易執行的飲食。日本沖繩縣居民是全世界最長壽的人之一。其長壽除與生活方式、態度有關，並與飲食習慣良有因果；低鹽、低脂飲食，魚、豆腐和海藻爲其主要特色。

(三)歐尼斯飲食：非常低脂，極度高纖

本項飲食方法，2012年榮獲票選爲飲食排行榜，最佳心臟病飲食第一名，以及最佳糖尿病飲食第三名，備受重視與推崇。歐尼斯飲食（Ornish Diet）提出飲食兩大原則：非常高纖與非常低脂的飲食。由美國狄恩．歐尼斯（Dean Ornish）醫師所創，建議避免任何高油脂、高膽固醇，會造成增加身體負擔的食物，要多吃蔬菜、水果、豆類，可讓心臟更健康。

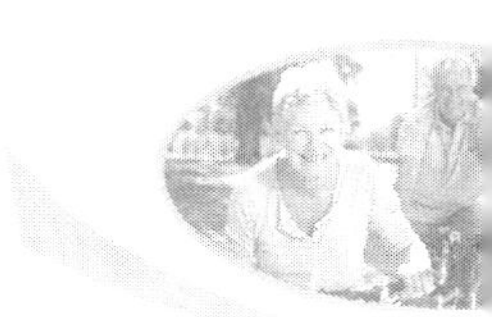

(四)中國廣西巴馬長壽村：飲食堅守「五低二高」

廣西省巴馬（Bama）長壽村（甲篆鄉平安村巴盤屯）的百歲人瑞多，飲食結構「粗、雜、素、淡、鮮」，具有「五低二高」的特點：「低熱量、低脂肪、低動物蛋白、低鹽、低糖；高纖維素、高維生素」。他們長年食用玉米、紅薯、豆類及大米等粗糧，很少吃葷食。肉類以特產的香豬肉為主，食用油則以火麻仁植物油為主（火麻仁：味甘性平，有滋養潤腸，舒緩腹瀉，烏頭髮等功效），所吃的儘量都是沒有污染的天然綠色食品。

資源宅急便

1.我的餐盤—口訣歌及影片：https://www.hpa.gov.tw/Pages/Detail.aspx?nodeid=1622&pid=9514

2.「我的餐盤」均衡飲食圖像及口訣：https://www.hpa.gov.tw/Pages/List.aspx?nodeid=4686

3.「食樂營養・我的餐盤」健康操：https://youtu.be/l9ujrNz8sTo
2019年度健康傳播素材徵選活動入選：地方政府衛生局（所）組—影片類（製作／授權單位：臺北市政府衛生局）（發行單位：國民健康署/發布日期：2020-06-03）

4.衛福部國健署－營養及健康飲食專區：https://www.hpa.gov.tw/Pages/List.aspx?nodeid=36

5.《吃進健康，營養新食代：高齡營養飲食質地衛教手冊》：https://health99.hpa.gov.tw/material/8279

6.《每日飲食指南手冊》：https://www.hpa.gov.tw/Pages/EBook.aspx?nodeid=1208

7.中研營養資訊網：https://www.ibms.sinica.edu.tw/health/plan.html

8.「社區營養推廣中心」簡介及聯絡資訊：https://www.hpa.gov.tw/Pages/Detail.aspx?nodeid=840&pid=9947

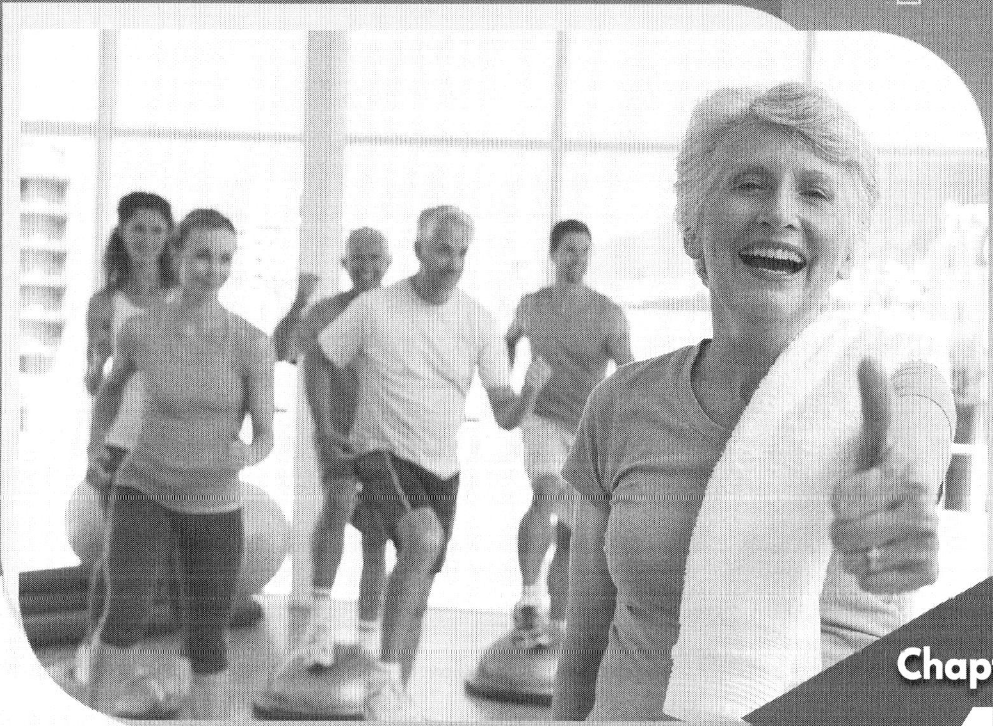

Chapter 4

老人口腔保健

- 老人口腔問題及其重要性
- 老人口腔功能與吞嚥障礙
- 健康促進思潮下老人口腔衛生保健

前言

世界衛生組織（WHO, 2025）指出，口腔健康（oral health）是全人健康（overall health）福祉（well-being）及生活品質的關鍵指標，涉及口腔、牙齒和顎面結構的狀況，能夠個人執行基本功能。口腔衛生狀況在從生命早期，一直到老年的整個生命過程中，不斷變化，是總體健康不可或缺的組成部分，並支持個人參與社會生活和發揮其潛力。

沒錯，口腔健康是身體健康一個看得見的窗口，良好的口腔健康對進食、呼吸和說話至關重要，有助於整體健康；老人口腔健康和身體健康緊密相關，著重口腔健康與機能預防與促進，更是老人口腔健康的重要關鍵。但是事實是，當全球超過未經治療的口腔疾病影響全球近一半的人口，卻有四分之三生活在低收入和中等收入國家。過去三十年來，全球口腔疾病病例數增加十億例，這種疾病的疾病負擔在不斷增加，顯示許多人無法獲得口腔疾病預防和治療服務。

2021至2023年，我國「成年及老年人口腔健康調查計畫」成果報告顯示，六十五歲以上全口無牙盛行率11.4%，與2016年的調查結果（12.0%）差距不大。衛福部國健署（2025）「民國一百一十二年中老年身心社會生活狀況長期追蹤調查結果報告」，六十五歲以上平均缺了12.4顆牙。有缺牙的比例爲57.3%；DMFT19.68±8.33（DMFT即齲齒經驗指數，爲decayed、missing、filled teeth三種牙齒數的總和）；牙周健康21.3%；中重度發炎35.2%；口腔癌發生率居世界第一。口腔健康情形影響長者整體健康至深且鉅。

據此，本章立基於長者口腔健康促進，首先，論述口腔健康的重要性，且已是世界各國目前所關注的公共衛生議題的事實，並探討國際組織對口腔健康的計畫行動、我國相關計畫及老年人口腔衛生現況；其次，針對老人口腔的主要功能及「老人殺手」—吞嚥障礙，深入縷析，從而獲得完整概念內涵；最後，據以提出健康促進思潮下，老人口腔衛生保健：爲何做？誰去做？做什麼？怎麼做？現在邀請大家一起進入口腔健康促進殿堂！

第一節　老人口腔問題及其重要性

越來越多的研究指出，口腔不健康與許多疾病有關，除了嚴重影響生活品質，增加罹患動脈硬化、心肌梗塞、腦中風及糖尿病等，惡化風險都會相對較高。對老年人而言，著重口腔健康機能預防與促進，更是口腔健康的重要關鍵。

一、老人口腔衛生是國際議題

沒有口腔健康就沒有健康。「民以食爲天」，口腔是第一道關卡，保持口腔衛生及功能，才能享受美味及咀嚼的口感，擁有健康的身體。由於快速都市化、城鎮化和生活環境的改變，加劇全球主要口腔疾病的盛行率不斷上升。口腔疾病雖然在很大程度上可以預防，但卻給許多國家帶來巨大健康負擔，並影響人們的一生，因而導致不適、疼痛、毀容甚至死亡。

飲食攝取的能力取決於口腔功能的優良與否，而生活習慣中又以口腔衛生習慣的養成最爲容易，卻也是最常被人們所忽略。根據世界衛生組織（WHO, 2022）發布2021年《全球口腔衛生狀況報告》（*Global Oral Health Status Report: Towards Universal Health Coverage for Oral Health by 2030*）顯示，全球三十五億人患有口腔疾病，其中有四分之三生活在低收入和中等收入國家。過去三十年來，全球口腔疾病病例數增加十億例，顯示許多人無法獲得口腔疾病預防和治療服務。最常見的口腔疾病是齲齒（蛀牙）、重度牙齦疾病、牙齒脫落和口腔癌。未治療的齲齒是全球最常見的疾病，估計影響到二十五億人。重度牙齦疾病是牙齒全部脫落的主要病因，估計影響到全球十億人。每年得到診斷的口腔癌新發病例數約有三十八萬例。

基於全球近半數人口患有口腔疾病，老人口腔衛生已是世界各國目前所關注的公共衛生議題，並排入國際行動計畫議程。例如：世界牙醫聯盟（World Dental Federation, FDI）將每年的三月二十日訂定為「世界口腔健康日」（World Oral Health Day），節日理念在於給予人們「知識（knowledge）、工具（tools）以及信心（confidence）」，藉以增進人們的口腔健康，呼籲人們儘早正視口腔健康問題，建立起良好的口腔護理習慣；WHO在1982年提出，具有一般性健康及功能的自然牙（natural teeth），最少應保留二十顆；年長者於晚年至少要擁有二十顆天然牙齒，才被視為是健康的；幼兒應有二十顆的乳牙；健康成人，應有三十二顆牙齒以及沒有齲齒。

另外，世界衛生組織1990年提出「2020年全球口腔健康目標」（Global goals for oral health 2020），藉由減少口腔健康的不平等（health inequality）差距，讓人們充分瞭解造成口腔疾病的病因、預防方法，以及前往牙科做定期口腔檢查與保養的必要性。2022年《全球口腔衛生狀況報告》中期望2030年實現全民口腔健康覆蓋。日本牙醫界從八〇年代便開始積極實行「8020運動」來落實口腔保健的扎根工作，用意是希望日本國民即便到八十歲的高齡，依然能擁有二十顆自然牙等。

二、世衛組織的口腔行動計畫

世衛組織2021至2030年《全球口腔健康狀況報告、戰略、行動計畫》，是世衛組織系列數據報告的一部分，這是爲口腔健康動員政治行動和資源，過程中的重要里程碑。

第一、2021年關於一項口腔衛生歷史性決議《全球口腔衛生狀況報告》（*Global Oral Health Status Report: Towards Universal Health Coverage for Oral Health by 2030*）（WHA74.5）承認，口腔健康應牢固地融入到非傳染性疾病（NCD）議程，口腔保健介入措施，應納入全民健康覆蓋（UHC）計畫。2022年5月，第七十五屆世界衛生大會通過《口腔衛生全球戰略》，此份報告共包含一百九十四個國家的數據資料。載明對改善口腔健康的承諾，2030年實現全民口腔健康覆蓋。

全球口腔衛生狀況的機會，包括：(1)採取公共衛生方法，通過促進低糖均衡飲食、停止使用各類菸草、減少飲酒量，和增加獲得有效和負擔得起的含氟牙膏的機會，解決常見風險因素。(2)將口腔衛生服務作爲國家衛生工作的一部分進行規劃，並將口腔衛生服務，更好地納入到初級衛生保健，使其成爲全民健康覆蓋的部分內容。(3)重新定義口腔衛生人力模型，以應對人口需求，並擴展非牙科衛生保健工作者的能力，以擴大口腔衛生服務覆蓋面。(4)通過蒐集口腔衛生資料並將其納入國家衛生監測系統，加強資訊系統。

第二、2023年制定《2023-2030年口腔衛生全球行動計畫》：將全球戰略的願景、目標和戰略目標轉化爲一系列一百項行動，以進一步加強和協調口腔衛生行動。該行動計畫還包括一套十一個全球目標，以追蹤到2030年所有的個人和社區，在口腔衛生方面的進展。

第三、《口腔衛生全球戰略》（WHA75(11)）和《2023-2030年口腔衛生全球行動計畫》（*Global Strategy and Action Plan on Oral Health 2023-2030*），2024年5月起建構包含一整套政策，確定世衛組織的全球口腔衛生議程。這些政策共同爲應對全球社區面臨的挑戰指明道路，並爲將口腔衛生納入非傳染性疾病，以及全民健康覆蓋福利提供了理由。

該行動計畫是一個支援會員國，根據本國情況調整全球口腔衛生政策的實用工具；並提出六個戰略目標的行動領域：(1)口腔衛生治理。(2)口腔衛生和預防口腔疾病。(3)衛生人力。(4)口腔衛生保健。(5)口腔衛生資訊系統。(6)口腔衛生研究議程。在《口腔衛生全球戰略》的指導下，《2023-2030年口腔衛生全球行動計畫》乃是將「願景、目標和戰略目標」，轉化爲以行動爲導向的干預指導，以採取更有力、更協調的口腔衛生行動。

三、我國的老人口腔衛生計畫

爲促進及維護國民口腔健康，我國於2003年5月21日公布了《口腔健康法》，並於2017年1月11日修正了《口腔健康法》，計十二條，正式啓動政府應推行口腔疾病預防及保健工作，並推展有關口腔健康事項的新一頁。

(一)國民口腔健康第一期五年計畫

國民健康局2004年針對中老年人全國性調查顯示，中老年人僅40.9%有健康牙周指數（CPITN）、牙齦附連喪失爲0-3mm（屬牙齦健康者）則爲68.8%；六十五歲以上之老人口內超過二十顆牙者僅59.3%。人口老化後，口腔醫療照護的負擔會持續加重，老人牙醫學的發展、預防醫學的概念以及介入措施的運用更形重要。本計畫之執行期間自2006年1月1日至2010年12月31日止，係爲期五年之中程計畫。依本中程計畫之規劃，投入足夠的衛生保健醫療資源及人力，預估計畫執行完竣可達到七項總體目標，其中六十五歲以下民衆每天睡前刷牙之比率，由2005年的75.4%增加到2010年的82%。

(二)國民口腔健康促進計畫（2017-2021年）

本計畫係以「落實均等全人口腔照護」爲願景，整合我國過去口腔健康照護之基礎建設，建置符合公共衛生三段五級之國民口腔健康促進網絡，共計分成四大主目標，八大次目標進行。包含：(1)推動各生命週期之口腔保健促進：降低國民口腔疾病盛行率，以及降低六十五歲（含）以上國民無牙比率。(2)建置身心障礙者口腔醫療照護量能。(3)提升口腔醫療照護之品質與效益。(4)建構國際同步口腔醫學研發量能，並賡續推動「國民口腔健康促進計畫第二期（2022-2026年）」。

(三)2021-2023年度我國成年及老年人口腔健康調查計畫

本計畫兩年共完成9,898位十八歲以上成年及中老年人的標準化口腔健康檢查與問卷調查。瞭解臺灣十八歲以上成年及中老年人各年齡層：齲齒經驗指數及其盛行率；自然牙顆數、全口無牙率；口內牙齦炎、牙菌斑、牙結石等牙周狀況與相關情形；口腔黏膜狀況；半年內接受牙醫師診治次數；立即治療與轉診的需求。並瞭解臺灣十八歲以上成年及中老年人的人口學資料、飲食習慣、口腔衛生習慣、不良口腔習慣（菸、酒、檳榔），探討臺灣成年及中老年人口腔疾病的預測及危險因子，以及兩者之間相關性。結果顯示：國人恆牙齲齒經驗指數（DMFT）平均值與2016年調查結果差異不大，牙周健康的比率則略有提升。

(四)衛生福利部補助直轄市、縣（市）政府衛生局辦理2025年度「整合型口腔健康促進計畫」（2024年11月）

自2023年起規劃「整合型口腔健康促進計畫」，2024年度配合口腔癌及檳榔健康危害業務，將該計畫分爲二項子計畫，分別爲子計畫一「口腔健康計畫」，計畫二「癌症篩檢與檳榔健康危害防制計畫」，以公共衛生三段五級之架構，補助各縣市推動所轄口腔健康業務。2025年度工作重點包含「建立跨單位之工作小組」、「推動口腔健康促進及特殊族群口腔健康」、「強化牙醫醫政管理及推廣牙醫診所醫療品質認證」、「推動住宿式機構口腔照護輔導」及「癌症篩檢與檳榔健康危害防制」五大主要領域，每一項重點工作項目，均需要規劃辦理。計畫辦理期程：2025年1月1日至2025年12月31日止。

第二節　老人口腔功能與吞嚥障礙

一、老年人口腔衛生現況

(一)現況分析

依據衛生福利部調查，臺灣成人牙周病盛行率高達80.48%，目前每年僅有17.2萬人次接受牙周病統合治療。另外，檢視衛福部國健署「92-94年臺灣地區成年與老年人口腔健康調查」及衛生福利部「民國104-105年度成年與老年人口腔健康調查計畫」之調查顯示，六十五至七十四歲全口無牙率，由2005年之11.5%，下降至2016年爲4.4%；七十五歲以上全口無牙率，由2005年之17.4%，下降至2016年之9.9%；十年期間以

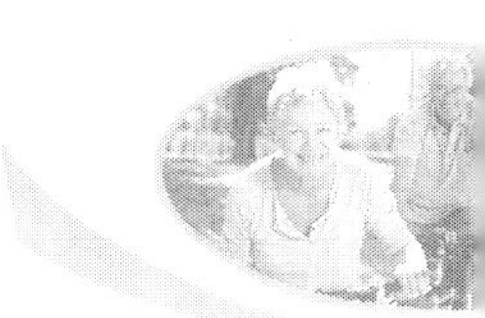

十八歲以上國人，自然牙顆數平均增加兩顆，六十五歲以上自然牙顆數，平均增加四顆。

2016年衛生福利部調查顯示，六十五歲以上長者的自然牙顆數，大於二十顆比率爲60.3%，七十歲以上長者爲52.8%，七十五歲以上長者爲48.2%，八十歲以上長者爲40.2%。六十五至七十四歲長者，全口無牙率爲4.4%，七十五歲以上長者全口無牙率，則翻倍到9.9%，亦即每十人就有一人全口無牙。同時，衛生福利部心理口腔健康司「104-105年度成年與老人口腔健康調查計畫」的結果顯示，國內六十五歲以上長者，平均自然牙數僅剩16.7顆；八十歲以上全口無牙率爲12.7%，有牙周問題者高達88%，高居全亞洲之冠。

衛福部與家庭牙醫學會定期針對十二歲以上國人齲齒經驗指數（Decayed, Missing and Filled Teeth, DMFT）進行調查，2018年國人平均齲齒爲2.01顆，雖低於過去，但仍高於全球平均値1.67顆。2021-2023年度我國成年及老年人口腔健康調查計畫成果報告顯示，六十五歲以上DMFT 19.68±8.33；全口無牙盛行率11.4%，與2016年的調查結果（12.0%）差距不大；牙周健康21.3%，中重度發炎35.2%。

(二)老年人常見的口腔問題

1.牙齒脫落：由於牙齦炎或牙周病，牙齒容易受到冷、熱、酸的刺激，非常敏感；另外，牙縫隙變大容易塞東西，牙齒變得容易動搖。

2.口角瘡：因牙齒脫落，齒槽萎縮或缺鐵及細菌感染引起。

3.口腔乾燥：由於唾液腺退化，造成唾液分泌減少，粘稠度增加，使得食物碎片長時間粘著於牙齒及牙齦上，造成蛀牙、牙周病的產生。

4.口腔炎：假牙不合及口腔衛生習慣不佳。

5.牙菌斑：口內有許多致病菌，亦稱伺機性細菌，當抵抗力下降，則可能誘發全身性疾病，如：肺炎、心血管疾病等。

6.口腔疼痛：除了影響進食，也會造成人際互動自信降低。

二、口腔衛生與慢性病

愈來愈多的研究指出，口腔疾病與銀髮族常見的慢性非傳染性疾病，存在著顯著的相關性（林柏萱，2023）：

(一)糖尿病

牙周病與糖尿病之間常常是互爲因果的。由於糖尿病常導致牙周組織血管壁的增厚，降低牙周膜的微循環。糖尿病患者很大的機率，產生牙周的問題。

(二)心血管疾病

齲齒、牙髓病與牙周病造成的慢性感染，是血管硬化與心血管疾病的危險因子之一，牙齒數與心血管疾病的發生都有顯著的相關。根據統計，罹患牙周病的患者，得到心肌梗塞與中風的機率，可達到牙周健康的人的2～3倍。

(三)高血壓

罹患中等程度以上牙周病病患的平均血壓，無論是收縮壓或舒張壓，都比沒有罹患牙周病的病患高。亦有研究發現，牙周病越嚴重，平均血壓越高；而經過牙周病治療後，病患的血壓顯著地降低。積極地預防或治療牙周病不僅可以提升口腔健康，也能對銀髮族血壓的控制帶來幫助。

(四)呼吸道疾病

老人常因牙齒數目減少引起咀嚼力下降、口腔肌肉無力或協調性不佳，以及唾液分泌不足等因素造成口腔功能退化，而大幅提高感染吸入性肺炎的機率。

(五)骨質疏鬆

長期使用雙磷酸鹽類或denosumab治療骨質疏鬆症的病人，極少數可能有上、下顎骨骨髓炎及骨壞死之風險，而侵入性的牙科手術，例如拔牙、植牙，也是造成顎骨壞死的一大風險因素。

(六)失智症

根據一項來自日本的研究，當年齡超過六十歲，且牙齒數量小於二十顆時，失智的風險會隨之增加。這是因爲牙齒的咀嚼作用，能夠刺激大腦，有助於促進腦部運動。

三、老人口腔的主要功能

世衛組織（WHO, 2025）「口腔衛生」（oral hygicne）是指涉：口腔、牙齒和口面部結構的狀況，使個人能夠執行進食、呼吸和說話等基本功能，並包括社會心理層面內容，如自信和幸福感，以及在沒有痛苦、不適和尷尬的情況下，開展社交和工作的能力：其功能涵蓋一切咀嚼、發音、消化、吞嚥及外貌。茲就咀嚼功能、延緩認知功能的退化兩項說明之。

(一)咀嚼功能

研究證實，牙齒的減少有害於身體健康的維持，當口腔肌力（包括咀嚼、吞嚥能力和牙口狀態）下降時，會使食物缺乏充分咀嚼而影響消化能力，而無法獲得良好的營養。功能牙顆數與生存餘命，有顯著的正相關，因爲咀嚼好可帶動營養、吞嚥、攝食量，整體健康狀況、身體素質都提升，多重共病也將會比較少。世界衛生組織（WHO）建議，八十歲以上的長者至少應該要有二十顆保護生理需要的功能牙，達到「80／20」標準，其中不包含假牙，才能維持咀嚼功能以及營養吸收。衛福部國健署（2025）「民國一百一十二年中老年身心社會生活狀況長期追蹤調查結果報告」：八十歲以上國人仍擁有二十顆牙齒的比例爲25.6%。

(二)延緩認知功能的退化

研究發現，強化咀嚼及吞嚥能力，可以延緩失智，更是重要的防老關鍵。進食行爲伴隨大量腦部刺激，如動作、食物、味道、口感等，都由大腦控制及處理，若失去咀嚼力使腦部刺激不足，腦部將就可能引發退化。六十五歲以上長者咀嚼功能愈好，腦部退化愈慢。日本研究發現，全口牙齒達到二十顆以上的長者，認知功能退化比率僅16%；若全口無牙，認知功能退化比率高達44%。如果有裝上假牙，認知功能退化比率爲26%，顯示假牙有延緩認知功能退化的積極作用。因此，有缺牙就應該要處理，設法找回咀嚼力，不要任憑「遇缺不補」。

四、「老人殺手」——吞嚥障礙

國人十大死因中的肺炎，除了疾病感染因素外，近一半都是因爲吞嚥功能退化造成嗆咳，增加吸入性肺炎的風險。吸入性肺炎是指：嗆咳導致上呼吸道的分泌物、逆流的胃酸、嘔吐物、食物等，嗆入肺部造成的肺炎。吸入性肺炎易引發呼吸衰竭、休克、敗血症等嚴重併發症，被喻為「老人殺手」。

(一)吞嚥障礙的意義

咀嚼吞嚥困難可分為「咀嚼」、「吞嚥」兩部分。「咀嚼」：是將食物咀嚼成為食團，需要有健康的牙齒、好的舌頭動作、咀嚼吞嚥肌力及適當的唾液。「吞嚥」：是讓咀嚼好的食團，進入食道中，不讓食團誤入氣管或呼吸道。咀嚼吞嚥障礙是在將食物由口腔吞下後，傳遞至胃部的過程發生困難；在預備期、準備期、口腔期、咽部期、食道期，任一時期有問題，造成食物無法順利進入口內，經由食道到達胃部，即稱為「咀嚼吞嚥障礙」（吳佩玟，2023）。

(二)盛行率

國健署2017年針對全臺六十五歲以上長者調查，臺灣約有12.8%的六十五歲以上長者，經過評估為咀嚼吞嚥異常，每周至少三次進食嗆到者高達21.8%；亦即每十位高齡者，就有一位有輕度以上咀嚼吞嚥障礙。這個數字，將會隨著臺灣人口高齡化而越來越高；專家指出，若吞嚥障礙較大異常者，可能連帶引發營養不良、蛋白質攝取不足、肌少症等。

(三)原因

年紀變大牙齒變少、咀嚼能力變差、唾液分泌減少、味覺變差，這些變化會使老人不容易吃太硬的東西。另外因唾液變少，形成食團的過程，會比較不順利，也不容易吃太乾的食物。尤其吞嚥需搭配肌肉與神經功能，罹患肌少症長輩，吞嚥反射能力降低，也會造成吞嚥障礙。

吞嚥困難原因除了老化，也可能是腦中風、腦傷、神經退化性疾病，如巴金森氏症、失智症，頭頸癌，也經常發生吞嚥問題，嚴重將造成吸入性肺炎，直到喘不過氣才發現。隨著長輩缺乏活動，或肌肉力量不足等問題，也會影響進食。由於老年肌少症，使骨骼肌肉質量減少，影響臉部、咀嚼肌、舌肌，以及吞嚥相關肌群功能，造成進食、吃藥易卡住；或喝水因流速快，呼吸道來不及關閉而嗆到。除了神經系統受損之外，最常見的是，負責吞嚥的相關肌肉群功能障礙所引起，包括：咽喉肌群、上食道括約肌、咀嚼肌群等。

(四)症狀

1.初期會出現流口水、高頻率嗆咳、口腔後殘存食物增加，以及用餐時間增加等症狀。例如：年長者進食時，常出現嗆咳、喉嚨卡卡等。

2.咀嚼困難常見症狀：食物咬不斷、無法形成食團、口乾、吃飯速度變慢、以往喜愛吃的食物變得不愛吃、無法吃較硬的食物。吞嚥困難常見症狀：吃東西時常嗆到、進食時間拉長、吃東西會顯疲累、一口多次吞嚥、食物從口中流出、喉結上抬不明顯、清喉嚨、有喉水聲、吃東西後聲音改變、東西吃不完的次數增加、吃完東西感覺喉頭有食物殘留、吃完東西常咳嗽、時常發燒或感染肺炎、不明原因體重減輕、不願意進食。

3.臨床的診斷，除了傳統的吞嚥功能檢測外，現在有電子螢光吞嚥攝影及電子鼻咽內視鏡檢查，特別是在失智者作鑑定時，可以正確地排除偽陰性的誤診率。

4.觀察吞嚥障礙六項指標：

(1)吃飽後有輕咳現象，長輩因肌力退化、力量不夠只能輕咳。

(2)吃完食物後分泌痰。

(3)飲食完畢後口腔都還有食物殘渣。

(4)體重莫名減輕。

(5)過去疾病史，如中風、腦疾病、頭頸癌疾病、巴金森氏症與失智症等。

(6)年齡因素，七十五歲以上者需要注意。

收件夾

吞嚥能力測試

一、提示或指導語：

(一)在椅子上坐好。

(二)手指輕放在喉頭上。

(三)給予儘可能多次吞嚥下唾液的指示。

二、檢測：測量三十秒之間喉頭上下移動的次數。

三、反覆吞嚥唾液測試的測試值：

健康成人：7~8次／30秒之間；高齡者：3次／30秒之間（※3次以下的人要注意）。

收件夾

高齡營養飲食質地

國民健康署為了照顧高齡者的營養，參考國際作法，並根據我國的飲食習慣和在地食材，編撰《高齡營養飲食質地衛教手冊》，希望透過食材的挑選、改變切割烹煮技巧，並以家中常用餐具檢測，就可自己做出適合高齡者「軟硬度」的飲食，天天「吃得下」，營養跟著來。

高齡營養飲食質地分為「容易咬軟質食」、「牙齦碎軟質食」、「舌頭壓碎軟食」、「不需咬細泥食」、「均質化糊狀食」、「中濃稠流動食」、「低濃稠流動食」、「微濃稠流動食」，每種質地飲食都有不同的適用對象，高齡者可以先諮詢社區營養推廣中心的營養師或是其他專業醫事人員，依其建議選擇適合自己的質地種類。

資料來源：衛福部國健署（2019/12/19）。https://www.mohw.gov.tw/cp-16-50589-1.html
衛福部國健署（2019：7）。**《吃進健康，營養新食代：高齡營養飲食質地衛教手冊》**。

健康小辭典

樂齡CGT飲食

樂齡CGT飲食是指：食材透過高溫、捶打或酵素等方式軟化，並保留餐食的原貌，依照食物軟硬程度分成三個等級的餐點，分別為：需微小咀嚼力（C，chew）、可用牙齦壓碎（G，gum）、可用舌頭壓碎（T，tongue）。其特色為：營養師進行營養評估，設計餐食會將老年人易缺少的營養素納入考量，再依據長輩咀嚼吞嚥能力，提供合適質地的餐點，使長輩用牙齦或舌頭就能輕易壓碎，但仍維持食物原型態及色香味，取代糊餐或流質餐，讓長輩不但能吃得動也吃得健康，重新找回飲食樂趣及尊嚴。

資料來源：《臺大醫院健康電子報》，第121期，2017年12月。

第三節 健康促進思潮下老人口腔衛生保健

老年口腔健康預防與促進關心的是：在於引導長者理解口腔健康和身體健康緊密相關，進一步能做出決定，身體力行，迎接健康活躍的生活型態。基於第一節、第二節相關探討結果，提出在老人口腔健康預防保健思潮下，開啓具體行動！

一、口腔機能訓練要到位

(一)訓練咀嚼

1.「咀嚼三十」：每一口食物至少要咀嚼三十下，一方面是在保護牙齒，避免牙齒因爲咀嚼太快而受損，也同時在維護正常的口腔顎關節系統，並訓練跟咀嚼相關的肌肉、神經協調。

2.咀嚼無糖口香糖：飯後嚼食有添加木糖醇（xylitol）的無糖口香糖。木糖醇是一種熱量很低的代糖，嚼食可以增加唾液分泌量，中和口腔內的酸性，可抑制造成齲齒的細菌，進一步預防蛀牙。

3.牙齒狀況不佳或戴假牙的人，適合每日攝取如核桃、毛豆等，營養價值高又不會太軟的食物；牙齒狀況還不錯的人，偶爾則可以嚼食口香糖，也是一種輔助鍛鍊咀嚼肌群的方式，每次咀嚼十至十五分鐘即可。

(二)吞嚥運動訓練

1.薛克式運動（Shaker）訓練：頭不要墊枕頭，仰躺在地上，雙肩著地，緩緩抬頭看向自己的腳尖。當頭抬到最高時，需維持靜止三十秒至一分鐘，再緩慢放下，可重複三次。

2.馬上扣運動（Masako）訓練：舌頭輕輕伸出至嘴唇外，上下牙齒輕咬住舌頭，並且用力吞口水，可重複五至十下。

3.舌頭運動：雙唇張開，用力把舌頭向前伸出至嘴唇外，然後依往前、往左、往右的順序轉動舌頭，且每轉一個方向，舌頭需維持十秒，可重複五至十下。

4.吹氣運動：手握捲笛，用力將捲笛吹出聲音，每次可連續吹二十下。

(三)「吞嚥健口操」、「益口銅身操」，增強咀嚼吞嚥力

1.吞嚥健口操：是很好的口腔保健方式。銀髮族通過健口操按摩、輕拍或運動，能提升口腔機能，包括臉部及臉頰的體操、舌頭的體操、發音練習、唾液腺的按摩及吞嚥練習等，甚至還能預防年長者窒息、誤嚥、吸入性肺炎。

2.益口銅身操十式：是由外向內、再由軀幹回到四肢的運動；類似於過去的國民健康操運動，設計簡單易學的動作。

二、保持潔牙習慣要及時——刷牙、牙線、牙間刷、舌苔

(一)必備兩隻不同性能牙刷

在「清除牙齒表面的污垢」和「按摩牙齦」時，要用兩種不同的牙刷；刷牙時要選擇刷頭大、毛有彈性，刷牙齦則要選擇刷頭小、毛纖細。可以清潔骯髒牙齒的牙刷就像「刷子」，刷頭要大些，牙刷毛要有彈性。能按摩牙齦的牙刷要像「海綿」，刷頭要小一些，觸感要較輕

柔，毛尖要纖細。

(二)刷牙、牙線、牙間刷這樣做

不管是牙周病或齲齒，主要原因都是牙菌斑；清除牙菌斑，就需要使用牙線和牙間刷。牙間刷要選擇長柄，前端必須是聖誕樹型，應該考慮的是，可以進得去牙縫的最大號，而不是最小號，「國人常把牙間刷當牙籤使用，是錯誤觀念」。「貝氏刷牙法」四大重點：(1)刷毛與牙面成四十五至六十度。(2)刷毛要涵蓋一點點牙齦。(3)一次刷兩顆牙、每兩顆牙刷約十次。(4)刷牙順序：右邊開始右邊結束、刷完上顎再刷下顎、先刷外側，再刷內側。另外，握牙刷的手勢：要用軟毛、小頭的牙刷，用比「讚」的手勢握牙刷；擠牙膏的量：選擇含氟濃度大於1,000ppm牙膏，豌豆大小的量；減量漱口：口中殘留少許牙膏泡沫，讓氟化物停留在牙齒上，防齲效果更好。

(三)清潔舌頭、舌苔不可懶

造成口臭的原因，有25%是舌頭沒有清潔乾淨。防口臭與細菌滋生，請確實清潔舌頭。舌頭是由肌肉組成的塊狀物，在靈活活動時是不會長苔蘚的。若舌頭不動（說話減少或老化狀態），就會增加舌苔附著的機會。再加上乾燥或低營養的狀態，造成舌乳頭的皺褶加深，髒汙就更容易停留在舌頭上，導致細菌增殖、舌苔附著等結果，最後引發口臭。

(四)堅守刷牙「333」原則

三餐飯後和睡前需執行刷牙、進食後三十分鐘內刷牙，以及每次刷牙至少三分鐘，並採「貝式刷牙法」；適當運用含氟化物牙膏及不含酒精漱口水。

三、定期口腔檢查防蛀牙

(一)每半年口腔檢查及洗牙

基於預防勝於治療的觀念，老人應定期每半年檢查口腔，以便及早診治牙疾，並除去牙齒上的結石，維護口腔健康。維持良好的口腔衛生，預防牙根蛀牙及牙周病，並進行口腔潰瘍或口腔粘膜病變、口腔腫瘤之檢查等。若配戴假牙時感到不適或太鬆，就應更換，以免影響口腔健康或咀嚼能力。最近一項以健保資料庫進行的追蹤分析發現（周明慧，2024），定期規律洗牙、積極口腔健康管理，就有機會降低中風風險。

(二)善用氟化物以預防蛀牙

氟化物是指含氟的有機或無機化合物，常被加入飲水食鹽及各種牙科產品中，比如含氟牙膏或含氟漱口水等，具有保護牙齒和防治齲齒的功效。2007年WHO指出，氟化物是目前最安全有效的預防蛀牙措施，建議各國優先考慮，實施系統性加氟計畫預防蛀牙（包括食鹽或飲水加氟)，我國亦採用食鹽加氟。自2023年3月1日起，我國針對六十五歲以上，以及糖尿病、中風、洗腎、身障等八大類高齲齒風險患者，提供每三個月一次「塗氟」服務。定期洗牙、塗氟，養成好習慣、護「齒」也養「身」，落實口腔保健。

四、開口唱歌迎口腔健康

(一)唱歌與長者整體健康關係密切

唱歌時，聲帶每秒震動次數可以高達一千五百次。許多研究表明，歌唱能夠促進身體放輕鬆、減輕壓力和焦慮、提升整體福祉感。由於唱歌需要用到大腦的不同區域，包括記憶、注意力和認知能力，這也有助於保持大腦的活躍和健康。

(二)唱歌有助長者促進口腔健康

口腔的肌肉和其他部位一樣，如果不常使用，也會有退化的情形發生。利用歌唱的方式，鍛鍊喉部以及口腔肌肉、提升肺活量、控制說話節律；唱歌需要使用到的肌肉與吞嚥、呼吸控制肌肉相通，而唱歌則可以明顯改善這些肌肉活動。

(三)想唱歌了嗎？就是這麼簡單

預防老年後會吞嚥困難，想要口腔健康，只要可能，那就「多開口唱歌」吧！透過大聲唱、拉長秒數等變化，只要有趣好玩，就是京劇、山歌、兒歌、國歌都可拿來唱，鍛鍊咽、喉、舌根等部位，增加肌力。

收件夾

口腔健康評估量表

口腔健康評估量表（oral health assessment tool，簡稱OHAT）做自我檢查，如有感覺咀嚼吞嚥困難，另可搭配咀嚼吞嚥困難篩選工具表。

1.對象：一般成人（含牙周病）及銀髮長者。

2.執行時間：每個月做一次，不規定於一天中的任一時間。

3.內容：(1)對著鏡子。(2)依照表格項目順序查看及勾選。(3)依照勾選處，將其分數填於右列得分處。(4)將每項得分數加總，總分達2分者，需將此表格評分的結果，進一步諮詢牙醫師。

表4-1 口腔健康評估量表

姓名：　　　　　　性別：　　　　　　年齡：

評估者：　　　　　評估日期：

	0分	1分	2分	得分
嘴唇	□平滑、粉紅、濕潤	□乾裂、嘴角紅	□潰瘍、出血	
舌頭	□粉紅、濕潤可見乳突	□發紅、發紫、蒼白、乾裂、舌苔覆蓋	□非常紅或白斑、潰瘍（出血或不出血）	
牙齦組織	□粉紅、結實、濕潤	□乾燥浮腫（蒼白或發紅）有1個白斑	□潰瘍、出血、多於1個白斑	
唾液	□容易吐出、唾液呈水狀	□不易吐出、唾液少且黏稠	□無法吐出、唾液很少且非常黏稠	
自然牙	□沒有齲齒或斷牙	□1-3顆齲齒或斷牙	□4顆以上齲齒、斷牙或牙齒少於4顆無假牙	
假牙	□沒損壞，有規律戴（或無假牙）	□1處損壞，每天戴1-2小時	□多於1處損壞，沒有戴、假牙需黏合	
口腔清潔	□清潔且沒有食物殘渣	□局部牙菌斑或食物殘渣	□多處牙菌斑或食物殘渣	
牙齒疼痛	□沒有行為、言語或生理現象表示	□有行為或言語現象表示，例如：拉臉、咬唇、不吃東西	□有生理現象表示，例如：臉腫、大片潰瘍，時會加上行為或言語現象表示	

※分數越高，口腔狀況越差

資料來源：Chalmers, J., Johnson, V., Tang J. H. & Titler, M. G.（2004）；社團法人中華民國牙醫師公會全國聯合會（2022：62）。

資源宅急便

1.牙周病預防：

(1)牙周病預防（海報、懶人包及宣導短片）（衛福部口腔健康司2022/11/10）：https://dep.mohw.gov.tw/DOOH/cp-6545-72339-124.html

(2)牙周病預防宣導短片30秒：https://www.youtube.com/watch?v=tIbpiElWTng

(3)牙周病預防宣導短片2分鐘：https://www.youtube.com/watch?v=1g7zSvXUiOU

2.成人口腔保健（手冊、量表、檢核表及影片）（衛福部口腔健康司2023/09/11）：

(1)成人口腔保健專業版手冊：https://dep.mohw.gov.tw/DOOH/cp-6545-73294-124.html

(2)成人口腔檢查量表：https://dep.mohw.gov.tw/DOOH/cp-6545-73294-124.html

(3)教育訓練影片 口腔健康的二三事：https://www.youtube.com/watch?v=7dYPFiGIYPg

(4)成人口腔保健專業版—線上課程I：https://www.youtube.com/watch?v=0EV71ikK1V8

(5)成人口腔保健專業版—線上課程II：https://www.youtube.com/watch?v=9ahTWf2LA70

3.吞嚥健康操／益口銅身操：

(1)呷百二—吞嚥健康操（國語版）（中華民國語言治療師公會全聯會）：https://www.youtube.com/watch?v=zsmMYEvqYdE

(2)呷百二—吞嚥健康操（臺語版）：https://www.youtube.com/watch?v=ZYgjKHwyA4g

(3)健口操影片（字幕、日語版）影片示範：https://www.youtube.com/watch?v=kbSfHcTG8qY

(4)「健口操——邊玩邊練好食力」影片：https://community-nutr.tpech.gov.tw/w/CNPC/health_20030611544690420

(5)「益口銅身操——增強咀嚼吞嚥力」國語完成版（中華民國語言治療師公會全聯會）：https://www.youtube.com/watch?v=8JSwKZSIrmA

4.吞嚥困難：

(1)《吃進健康，營養新食代：高齡營養飲食質地衛教手冊》：https://health99.hpa.

gov.tw/storage/pdf/materials/22120.pdf

(2)「質地調整飲食」：https://www.hpa.gov.tw/Pages/Detail.aspx?nodeid=4131&pid=11931

(3)「臺灣飲食質地製備指引」草案：https://www.mohw.gov.tw/cp-16-45423-1.html

(4)《吞嚥困難安心照護飲食全書》（2022/03/17）（原水出版社）：國內第一本國際吞嚥困難飲食IDDSI食物及飲品分級標準，由臺大醫院治療團隊，專爲吞嚥困難患者，量身設計的飲食指南。由辨別吞嚥困難開始介紹，並說明特定疾病或族群的吞嚥困難的狀況及原因，且規劃爲吞嚥困難病患及年長者設計的食譜及菜單。

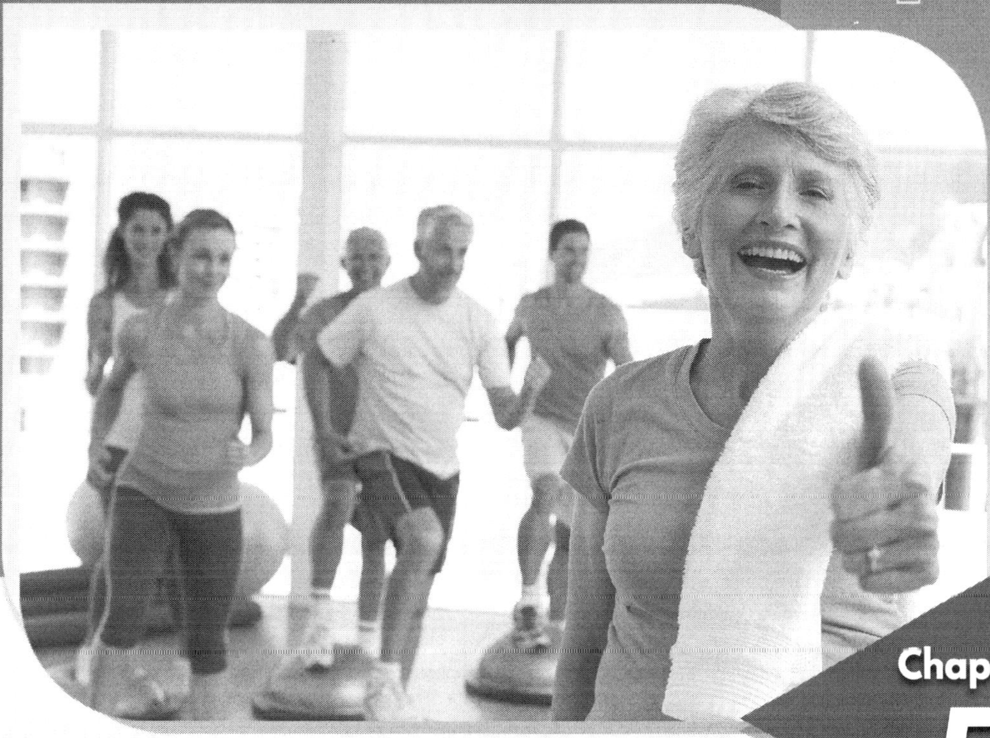

Chapter 5

老人跌倒防制

- 老人跌倒與健康
- 老人骨鬆症與肌少症
- 健康促進思潮下老人防跌要這樣做

前言

據世界衛生組織（WHO）報告，跌倒（falls）是全球老年人面臨的主要健康問題，且它在老年人意外傷害中的發生率和死亡率，均高居於首位。跌倒不僅造成老年人身體上的創傷和殘疾，而且還將導致如抑鬱、焦慮、活動限制、跌倒恐懼等心理問題。

值得重視的是，意外死亡是老人的重要死因之一，儘管死亡雖然是跌倒事件較少見的後果，但因跌倒所引起的併發症所造成的死亡，則是六十五歲以上老人因受傷而死亡的第一位死因。全球每三十秒就有一人因跌倒而死亡。老年跌倒是多種因素交互作用的結果，跌倒的危險因子愈多，跌倒的機率愈大。跌倒之危險因子既包括年齡相關的生理性變化，也包含一種或多種病理性因素，內在因素和環境因素的聯合作用等。

其中，評估長者是否爲跌倒高風險群，從老人醫學來看，「骨鬆患者也常合併肌少症」，兩者有如平行的兩條線，常出現於同一個人身上。依國際研究統計，臺灣骨質疏鬆率高居亞洲第一，約每四個人就有一個人有骨質疏鬆，骨質疏鬆新發生骨折比率，平均爲每十萬人有三百人，爲東亞地區首位。肌少症爲肌肉的力量、質量，或是生理表現的下降，無藥可治癒；研究證實，肌力不足的長輩除了跌倒風險增加，髖部骨折機率較高之外，整體的死亡率也較肌力正常的同年齡族群來得高。

據此，本章以老人跌倒防治爲核心，首先釐清老人跌倒的意義與相關研究，藉以擴大概念內涵，作爲探討老人跌倒危險因子的分析架構；其次，著力於瞭解「骨鬆肌少症」的事實與檢測方式；最後，企圖揭露健康促進思潮下老人跌倒防治、固骨防鬆、保肌健體要這樣做，並提出老人健康促進防跌好用的資源，方便查閱使用。

第一節 老人跌倒與健康

一、老人跌倒意義與影響

(一)認識老人跌倒的意義

跌倒（falls）的議題長久即已存在，惟其界定並不一致；為因應各種運用與目的，而各有異同。早期對跌倒的看法，偏重說明跌倒發生的過程，認為跌倒是人體重心的垂直線轉變為水平，停留於支撐的平面，且無法及時修正之謂。

直到二十世紀八〇年代後，通過哥本哈根大學「凱洛格國際健康與老化計畫」的「凱洛格國際工作小組」（Kellogg International Working Group）致力於跌倒的相關研究，在《丹麥醫學公報》第四期發表一篇〈預防晚年跌倒〉（Preventing falls in later life, 1987）報告，針對感覺運動功能及平衡控制的研究，提出跌倒和遭受嚴重傷害風險的老年人口、老年人跌倒的一些原因，以及社區和機構環境中制定的預防跌倒的方法，並定義：跌倒乃是非自主且不因突然的外力、意識障礙，或突發的無力如中風或癲癇發作等，跌落地面或較低的平面。

至此，終於形成某種共識，受到學者的引用參考，例如1988年Tinetti對跌倒定義為：身體不自主地掉落地面或較低的平面，且非因重大內在事件（如中風）或無法抵抗的外力危害所造成；並在1998年修正為：從站立、坐姿或行走間，突然不預期地往下傾倒，或身體姿勢非故意性地改變，導致身體某一部分著地；非預期地跌下至地面或較低處（Masud & Morris, 2001）。值得重視的是，1993年世界衛生組織（WHO）提出在臨床運用上，國際疾病分類第十版（ICD-10），列出跌倒的外在因素、型態、分類及臨床狀態。

是以，所謂老人跌倒涉及：長者非自主或意外地跌落地面或低處，可能因某種疾病因素或外在環境因素所造成，病人顯現出意識清楚、昏厥或受傷；跌倒的原因及處置，常因爲跌倒的地點而有所不同；老人跌倒往往是多重因子共同作用的結果，不易歸類爲單一原因。

(二)老人跌倒對健康影響

俗話說「衰老從腳開始，死亡從跌倒開始；跌倒後可能引起骨折，之後就很容易造成死亡。」老人跌倒的重要性在於事件發生後，對老人健康身體功能和獨立生活能力所造成的巨大影響。跌倒後可能導致輕微至嚴重的傷害，包括骨折、腦出血，甚至死亡。若因跌倒致罹患髖部骨折的病人，在六個月內有20%會死亡，致死率可達50%，其死因並非骨折，而是摔倒後不能正常行走，或長期臥床，導致後遺症或因感染致死。

據世界衛生組織（WHO）報告，跌倒是全球老年人面臨的主要健康問題，且它在老年人意外傷害中的發生率和死亡率，均居於首位；跌倒不僅造成老年人身體上的創傷和殘疾，而且還將導致如抑鬱、焦慮、活動限制、跌倒恐懼等心理問題（Kiel, 1992）。根據衛福部2021年死因統計結果顯示，該年事故傷害死亡人數爲6,775人，居國人死因第七位，其中跌倒（落）致死人數1,482人（21.9%）；2023年的「十大國人死因」統計結果，事故傷害死亡人數爲7,063人，位居國人死因第八位，其中跌倒致死就有1,665人，占23.6%。衛福部國健署（2025）「民國一百一十二年中老年身心社會生活狀況長期追蹤調查結果報告」：五十八歲以上中老年人過去一年內，曾經跌倒或摔倒的百分比爲

19.2%，女性21.6%高於男性的16.5%，且隨年齡層越高而遞增（僅六十至六十四歲例外）。

值得重視的是，意外死亡是老人的重要死因之一，而跌倒則是最主要的原因。全球每三十秒就有一人因跌倒而死亡，統計顯示，每一百位跌倒者中有五十人無恙，十人受輕微傷害，大約5~10%會受重傷害。在臺灣老人跌倒的發生率已達五分之一；而在長照機構或護理之家中，跌倒發生機率更高，超過一半的失能長者每年跌倒至少一次，且女性跌倒風險高於男性；而調查亦顯示，一半以上的跌倒者，會有兩次以上的跌倒經驗。儘管死亡雖然是跌倒事件較少見的後果，但因跌倒所引起的併發症所造成的死亡，則是六十五歲以上老人，因受傷而死亡的第一位死因。

其他跌倒相關的併發症，像是身體傷害、行動力喪失，以及其相關問題，如：肌力萎縮、壓瘡等，往後即使恢復也常造成功能的衰退。跌倒後焦慮症候群（post-fall anxiety syndrome）、跌倒恐懼症（fall-phobia）、害怕跌倒（fear of falling）則是另一值得重視對跌倒老人在心理層次的負面影響。這是因為擔心再次跌倒而產生的跌倒後現象，更會導致社交退縮、生活品質惡化及失去獨立自主性，不僅增加入住長期照顧機構的機會，同時也造成龐大的醫療支出及家庭社會問題。更有甚者，家庭照顧者也會害怕跌倒者再次受傷，而不鼓勵他們活動或尋求機構照護。

二、老人跌倒的相關研究

針對老人跌倒（falls）的問題及其所造成的影響，長久以來受到許多專家學者關注；起自1987年凱洛格國際工作小組關於預防老年人跌倒的報告，對老人跌倒意義的探討，有深遠的影響。近年來相關研究成果非常豐富，焦點亦趨於多元且兼顧學理與臨床實務。茲列舉近年研究焦點項目如次：

焦點一：預防晚年跌倒（preventing falls in later life）

本研究報告對老人跌倒的意義有深遠的影響，是源自哥本哈根大學凱洛格國際健康與老化計畫系列研究。哥本哈根大學（University of Copenhagen）和奧胡斯大學醫學院（Aarhus University Medical School）以及丹麥國家衛生委員會（Danish national health council）一起投入研究，凱洛格國際工作小組關於預防老年人跌倒的報告，發表於《丹麥醫學公報》1987年老年學特別增刊系列。其中，在跌倒的看法上，修正早期對跌倒偏重說明跌倒發生過程的看法，提出老人跌倒乃是非自主且不因突然的外力、意識障礙、或突發的無力如中風或癲癇發作等，跌落地面或較低的平面。

焦點二：社區老年人跌倒經歷從坐到站時的重心轉移速度與身體機能密切相關

本研究關心長者的坐站運動、身體機能、落下的情形，檢視有跌倒經驗和沒有跌倒經驗的長者從坐著到站立（sit-to-stand, STS）運動過程中，重心（center of gravity, CG）速度的差異。研究發現：一次跌倒經驗者在肌肉力量、步行和平衡測試，沒有發現顯著差異（F0.078），有兩次或兩次以上跌倒經驗的組別，在跌倒風險評估中顯著高於其他組別。同時，各組在STS運動期間的最大和平均CG速度有顯著差異。

焦點三：老年人跌倒與健康相關的生活品質

本研究針對長者的跌倒、老年、生活品質情形，根據性別、年齡和教育程度，使用SF-36在巴西坎皮納斯老年族群中，確定跌倒發生率與健康相關生活品質（HRQL）之間的關聯。研究發現：跌倒是意外事件，對健康的老人有害，其後果可能導致殘疾和死亡；評估跌倒與生活品質之間的關係變得非常重要。脆弱的老年人，特別是在身體、社會功能、疼痛和身體角色方面脆弱的老年人，最容易經歷跌倒，尤其是那些造成限制的跌倒。

焦點四：能否使用「國際健康功能與身心障礙分類系統」（International Classification of Functioning, Disability and Health, 簡稱ICF）來瞭解澳洲老年女性跌倒的危險因子？

本研究目的在於評估使用國際功能、殘疾和健康分類（ICF），來確定和預測老年女性跌倒風險因素的相關性和準確性。結果顯示：與身體功能、健康狀況、環境、活動和參與（ADL／IADL），以及一般健康的ICF組成部分一致的變數，與跌倒有顯著相關。ICF框架指導的生物心理社會方法，對於預防跌倒至關重要。

焦點五：基於身體功能水準與跌倒危險因子關係的老年人跌倒風險評估及針對性干預

本研究的目的在確定身體機能「日常生活活動」（activities of daily living, ADLs或ADL）與跌倒危險因子狀態之間的關係。根據跌倒經驗、運動器官健康狀況、跌倒可能性等關鍵跌倒風險特徵，將一組獨立社區居住的老年人分為幾組，並比較各組之間的身體功能特徵。根據這些危險因子對老年人進行分類，可能有助於確定需要採取初級跌倒預防措施的目標族群，這種分類對於評估社區老年人跌倒風險特徵可能很重要。

焦點六：老人在家中跌倒：內在因素與環境因素的因果關係

本研究對三百三十九名因家庭意外跌倒，到急診室就診的老年患者

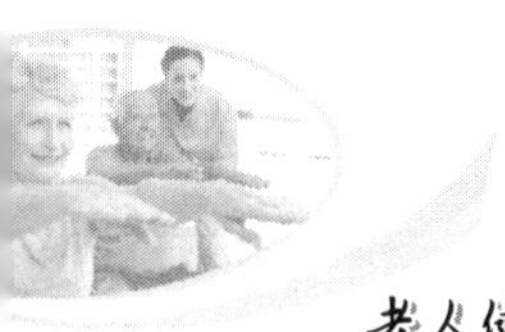

進行測試，試圖評估跌倒的環境原因，以及內在原因的相對重要性。研究發現：在六十五至七十四歲的年齡組中，旅行和滑倒更為重要；而疾病和殘疾形式的內在原因，又以在七十五歲以上的年齡組中顯得更加重要。老人經常因為生病而跌倒，因此，這些到急診室就診的患者應被視為形成「高風險」群體，可能會從對其整體健康狀況，以及藥物治療的調查中受益。

焦點七：世界衛生組織（WHO）國際疾病分類第十版（ICD-10）

1993年世界衛生組織（WHO）國際疾病分類第十版（ICD-10）提出在臨床運用上，列出跌倒的外在因素、型態、分類及臨床狀態：如冰雪導致跌倒，同一平面上滑倒、摔倒及絆倒，與他人碰撞或被他人搬運或攙扶；在從物品上跌落，如非移動輪椅、床、椅子、其他傢俱等；特定場所如運動場、遊樂場、樓梯、自動梯、人行道、斜坡、建築物、樹林、懸崖等；特定活動如跳水、潛水等，並區分跌倒病人的臨床狀態（初期照顧、後續照顧、後遺症等）。

三、老人跌倒的危險因子

研究顯示，老人跌倒通常並非單一原因，而是源自老人本身（intrinsic）生理機能減退、疾病等個體因素和環境（extrinsic）因素的複雜交互作用；約有60%的老人跌倒具有多種原因造成（Moncada, 2011），環境因素則占老年人跌倒原因約25~45%（Rao, 2005）。

跌倒之高危險群有：(1)年齡：六十五歲以上且曾經跌倒、手腳活動功能有障礙者（如：下肢乏力或膝蓋曾有損傷以至步態不穩，無法維持平衡）。(2)健康狀況：有內、外科疾病或營養狀況改變（如：帕金森氏症、骨質疏鬆、關節炎、頭部受傷、貧血、姿勢性低血壓、頭暈、老花眼、白內障、頻尿、腹瀉、營養不良、虛弱……等），身體功能及認知功能方面的衰退。(3)藥物使用：多重用藥、過量酒精攝取；服用影響血壓、血糖、心跳及體液平衡的藥物皆有可能會造成跌倒風險提高，如：利尿劑、心血管用藥、鎮靜安眠藥、降血壓藥、輕瀉劑、止痛痲醉劑、降血糖藥、抗憂鬱劑、抗癲癇藥及肌肉鬆弛劑（洪政豪等，2017）。

李林濤、王聲湧（2001）的研究指出，老年跌倒的主要危險因素，包括：(1)跌倒綜合症：指多種感覺缺陷、前庭葉步態和平衡功能失調，以及顯性或隱匿性疾病所產生的與跌倒相關症狀。(2)疾病：急、慢性疾病的病理性改變可能影響感覺輸入、中樞系統功能和骨骼肌肉力量與協調。(3)藥物：藥物在跌倒的病理生理學方面有重要作用。(4)感覺功能：即使健康的老年人，因中樞處理的能力下降，感覺到的資訊就會簡化、削弱，反應時間會增加。(5)年齡、性別及社會心理因素的綜合作用。(6)健康評價及健康促進活動。(7)環境因素：環境因素與內在因素共同作用增加跌倒發生的危險。

黃資雅等（2015）提出老人跌倒危險因子有八項：(1)姿勢控制不良（感覺系統、肌肉的協調性）。(2)下肢肌力減退（尤其是股四頭肌、髂腰肌、臀中肌）。(3)姿勢性低血壓（藥物相關、體液不足、自主神經系統異常）。(4)急性及慢性疾病（同時併有多種慢性疾病）。(5)認知功能不良。(6)藥物（多種用藥、近期調整藥物劑量或是特殊種類藥物的使用）。(7)外在環境因素（鞋子不合腳、照明不足、地面不平或濕滑、門檻、欄杆及傢俱的擺設）。(8)跌倒病史（曾有跌倒病史的老年人，未來再發生跌倒的風險，較過去未曾發生跌倒的老年人高）。

步態不穩和平衡感的問題，則是在眾多跌倒的危險因子中最常見的。另外，跌倒的危險因子包含曾有跌倒的過去病史、下肢無力、高齡、女性、認知功能障礙、平衡感異常、有使用精神科的用藥、過去有中風病史、貧血、有姿勢性低血壓的老年族群（Graafmans et al.,

1996）；以及心肺功能的衰退都是重要的原因之一，還包括急、慢性疾病（例如感染、脫水、心律不整等）、使用新的藥物，及環境壓力（面對不熟悉的環境）等，也都是造成老年人跌倒的危險因子（Tinetti et al., 1995）。一項老人嚴重跌傷的多重因子長期追蹤研究（第三年計畫）（劉文良，1999），在以社區爲基礎的四個長期追蹤研究，已被找出的跌倒危險因子包括年齡、種族、認知功能障礙、藥物使用、特殊的慢性疾病。

綜括而言，老年跌倒是多種因素交互作用的結果，跌倒的危險因子越多，跌倒的機率越大。跌倒之危險因子既包括年齡相關的生理性變化，也包含一種或多種病理性因素，內在因素和環境因素的聯合作用等（李宗育等，2014），整理如**表5-1**。

表5-1　老年人跌倒的多重因素

內在因素	外在因素
・老化相關姿勢控制退化	・多重藥物使用
・肌肉張力和組成的改變	・鞋類選擇
・血壓調控問題	・環境因素
・慢性疾病	⋮
・認知功能障礙	
⋮	

資料來源：李宗育等（2014）。

第二節　老人骨鬆症與肌少症

跌倒最常見的相關傷害是骨質疏鬆性骨折。據國民營養健康調查，六十五歲以上民衆，被測出任一部位骨鬆的比率，高達百分之十四點一，等於每七人就有一人是骨鬆患者，總人數約達三到四百萬人；肌力不足則是跌倒最大元凶。老人的骨鬆症與肌少症亦被稱爲「骨鬆肌少症」，兩者關聯性可見一斑。

一、老人骨鬆症與跌倒

(一)認識骨質疏鬆症

身體骨骼的骨質自出生後，會隨著年紀而增加，大約在二十至三十歲之間會達到最高峰；之後骨質逐漸減少，女性在停經後，骨質減少的速度會加快，如果骨質流失過多，使得原本緻密的骨骼形成許多孔隙，呈現中空疏鬆的現象，就是所謂的「骨質疏鬆症」（衛福部國建署，2023）。根據國內統計，六十歲以上的人口中，16%患有骨質疏鬆症，其中百分之八十是女性。女性的骨質原來就比男性差。一般來說，女性比男性長壽，受到骨質疏鬆的影響，就更爲嚴重。

(二)骨鬆症特徵與影響

骨質疏鬆症是一種全身性骨骼疾病，其特徵是骨量低，骨組織的微架構衰退導致骨貧瘠，並因此增加骨折風險；此爲老年人骨折的最常見原因。骨頭因疏鬆而變薄、變脆弱，容易造成骨折，易於因骨質疏鬆而骨折的骨骼部位有脊椎骨、前臂骨、股骨、髖關節骨。骨質疏鬆症最明顯的症狀，就是脊椎壓迫性骨折，它會引起背部酸痛，身高變矮，及駝背現象，常見的「老倒勼」即是指這種現象。常見的骨質疏鬆症爲停經後骨質疏鬆症；老年性骨質疏鬆症則多見於七十歲以上的老人。

(三)骨鬆症的危險因子

通常骨折前都不會有任何症狀，一直到骨骼變得鬆軟易折，稍微受壓就會斷裂；發生慢性疼痛及機能衰退後，就連日常活動都有可能導致再度骨折。老人家髖關節骨折的年死亡風險可達20%，相當於癌症第二期，不能輕忽。骨質疏鬆症的危險因子可分爲「不可控制因素」及「可控制因素」兩類：

1.不可控制因素：女性、年齡超過七十歲、已達更年期或停經、家庭成員有人患骨質疏鬆症、身材和體格特別矮小。

2.可控制因素；鈣質攝取不足、吸菸、飲酒過量、缺乏運動、喝大量咖啡。

二、認識肌少症

「肌少症」（sarcopenia）在2016年被世界衛生組織定義爲「疾病」，不單純只是老化而已，是醫學界對於體質不良的定義之一。肌少症的盛行率隨著年齡增加而提升；女性、教育程度較低、獨居者、罹患多重慢性病者的風險較高。亞洲肌少症共識會（AWGS）2019年提出肌少症的診斷，以老化造成的骨骼肌流失，加上肌肉力量減少，及（或）體能表現下降，作爲肌少症的定義（劉漢文，2020）。亦即指肌肉質量流失，肌力或肌耐力下降，造成生活上的不便；若四肢無力則容易跌倒，嚴重則導致失能，甚至縮短壽命。簡言之，肌少症是指骨骼肌減少的相關症狀，肌肉量減少合併肌肉力量與協調性功能的失去，進而造成整體功能的下降；爲了預防與治療肌少症，目前有效的方法是適當的營養攝取與適度的運動（陳志州，2022）。

(一)肌少症特徵與影響

依據亞洲肌少症診斷共識標準，臺灣六十五歲以上長者，罹患肌少症的盛行率約達6.8%，相當於全臺約有逾二十萬名老年人正面臨肌少症威脅。主要特徵為：行走速度異常緩慢（蝸牛速）、腿部突然容易無力（軟腳蝦）、無法舉起重物（奶油手）等狀況時，都可能是肌少症的徵兆。

同時，當肌肉流失到一個程度，其活動力會衰弱，跌倒、骨折、住院跟死亡率的風險也會增加。臨床上，肌少症患者多落在七十五歲以上，肌少症最後跟失能、臥床有很大關聯，因為肌肉量若流失10%，身體的免疫力就會產生問題；流失20%，身體的復原能力、傷口癒合都會下降很多；流失到30%，加上活動力差，如長期臥床者，產生褥瘡、肺炎機率就很大；如果流失40%以上，死亡率就會很明顯地上升。

最新研究也發現，肌少症與腦部退化有很大關聯。特別是在整體執行功能、說話流暢度上，肌少症對腦部影響比較明顯，日後產生失智風險，也提高至少兩到三倍。在篩檢、預防上，都會希望高齡者儘早檢視自己是否有肌少症，做事先預防，肌少症在前期階段很好處理，如果已跌倒、併發感染問題，後續要恢復上會比較困難。

(二)肌少症的危險因子

隨著老化，身體組成改變，肌肉量與肌力減少，脂肪量就增加，多數肌少症患者偏乾瘦，但也有患者體型正常卻是肌少肥胖症（sarcopenic obesity, SO）。肌肉量減少，通常會伴隨內臟及腹部脂肪增加，兩者有共同的發炎反應路徑，目前研究認為，肌少肥胖的老年人，有較高死亡風險。

相關研究顯示（林紋麗，2022），肌少症的盛行率約20-25%，其中，南臺灣地區年長者的盛行率高達40%。糖尿病、高血壓、心臟疾病、阻塞性肺部疾病、腎臟疾病，或惡性腫瘤等疾病的病人，是肌少症的潛在高危險族群。2021年柳營奇美醫院曾針對住院中的癌症病人進行的研究發現，肌少症的盛行率為61.5%，平均年齡為62.5歲。風險因子包含：認知功能衰退者、日常活動功能依賴者及血清白蛋白指數低下者；另外，認知功能衰退的高齡長者，有1.9倍患肌少症的風險。日常活動依賴者與血清白蛋白低下者，更高達4.4倍患肌少症的風險，平均住院天數，也較無肌少症的病人延長3.4天。

第三節　促進思潮下老人防跌要這樣做

一、老人健康促進跌倒預防輕鬆做

老人跌倒的預防，可概分為單一因素的介入方式及多重因素的介入方式。通常在進行多重因子的評估後，即會針對評估後所發現的危險因子安排各項介入，以預防跌倒。由本章第一節對老人跌倒的意義、特徵，以及危險因子的認知，就健康促進的角度而言，常被採取的預防介入策略有以下四者（李宗育等，2014；黃資雅等，2015）：

(一)運動及物理治療

許多研究發現運動可以減少跌倒的風險，特別是運動中包含有平衡訓練的尤佳。運動訓練的介入通常可以分為六大類：步態以及平衡訓練、肌力訓練、柔軟度、活動（太極拳或跳舞）、體力訓練、耐力訓練。物理治療的意義則是以一種預防、治療及處理因疾病或傷害所帶來的動作，以及疼痛問題的治療專業，實證醫學之非藥物和非侵入性治療，或可增強體能。

(二)藥物調整

老年人常有許多慢性疾病而長期服用多種藥物，臨床上應儘量避免開立不必要的藥物，減少藥物種類，而容易造成老人跌倒的藥物如神經精神藥物及心血管藥物應謹慎使用。研究發現，逐漸減量及停止使用抗精神病藥物及其他類藥物，可以減少跌倒的發生。但若沒有配合其他因子的介入，僅藥物調整的介入，對於預防跌倒的效果並不顯著。

(三)維生素D及鈣質補充

維生素D的補充是可考慮使用的預防跌倒方式之一，能增加骨質密度及改善肌力，然證據顯示其對於跌倒的預防效果並不一致。美國老年科醫學會及英國老年科醫學會建議每天補充800IU國際單位的維生素D。補充鈣質及維生素D須注意高血鈣、腎臟功能異常、腎結石，以及腸胃道症狀等副作用。

(四)居家環境因素的改善與輔具的使用

居家環境的評估和改善，可以減少高風險族群跌倒的發生率及跌倒的風險。建議改善居住環境的照明採光及動線，廁所增設止滑墊，樓梯及浴室增設扶手，避免地面雜物堆積、電話線或延長線等。輔具的使用可能對跌倒及傷害的預防有幫助，包括床邊的扶手、拐杖、助行器、髖部保護帶等。

值得注意的是，老年人的跌倒預防並不容易，引致跌倒的因子很多，通常也非單一原因所造成，故而需要多因子的評估及介入，以有效預防跌倒及相關傷害的發生。

二、老人健康促進固骨防鬆很簡單

預防骨質疏鬆要從飲食和運動做起。骨質疏鬆沒有症狀，可能稍不留意時，因意外、跌倒就因骨質脆弱造成骨折，必須從年輕時就要存好骨本。

(一)「存骨本、顧老本」三妙招

「存骨本、顧老本」 預防骨質疏鬆從年輕就要開始做起（衛福部國健署，2020）！

◆第一招：均衡飲食，保持骨骼健康多

鼓勵多運用「我的餐盤」概念，提醒每餐都應攝取六大類食物，以滿足營養的需求。另建議多攝取骨骼健康所需的鈣質、維生素D及蛋白質等食物，如乳品類、高鈣的豆製品、黑芝麻及深綠色蔬菜。

◆第二招：「戶外活動」、「負荷運動」樣樣不能少

建議可於清晨或黃昏時曬太陽，身體需要透過適當日曬來活化維生素D，及促進鈣質吸收，並搭配荷重運動，如慢跑、跳舞、登山、舉啞鈴操等，以增加骨密度和肌肉強度，並儘量避免吸菸、酗酒、熬夜等生活形態。

◆第三招：瞭解自己是否有骨鬆「風險因子」

若父母曾發生過骨折，尤其是髖骨骨折，則個人患有骨質疏鬆症的風險也會提高。另外，服用類固醇藥物者或停經後婦女、卵巢切除，以及四十五歲之前提前更年期的女性，應要注意自身骨骼健康，避免骨骼變得脆弱。

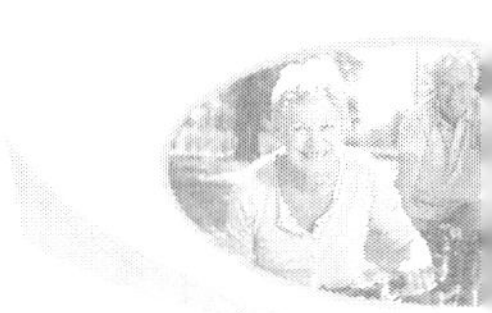

(二)維持骨骼健康所需的幾項重要營養素（陳維茜，2014）

◆鈣質

鈣是骨骼中最主要的礦物質。每日多攝取三百毫克的鈣質，可以讓停經婦女減少10%髖骨骨折的機會。停經婦女若服用鈣片，每年約可減少1%骨質的流失。鈣質的補充必須足夠，但不需要過量。衛福部國健署建議，成年人每日應攝取一千毫克鈣質。鈣質的攝取建議，以食物爲主，不足的部分再適量補充鈣片就可以。較常見鈣含量豐富的食物包括：沙丁魚、鮭魚、小蝦、牛奶、乳製品、乳酪、甘藍菜、綠花椰菜、綠色葉菜、大豆、豆類、花生、胡桃、葵花子、黑芝麻、蝦皮、羊乳片、髮菜、昆布、小魚乾、魚脯、養生麥粉。

每日兩杯牛奶，補充鈣質；若是有乳糖不耐症者，可補充黃豆製品，如豆漿、豆腐，當中富含異黃酮素，特別是更年期後的婦女，適量攝取可預防骨鈣的流失。應避免飲用濃茶、咖啡及碳酸飲料。

◆維生素D

維生素D可增進鈣質在腸道中的吸收。在沒有維生素D的情況下，鈣質在腸道的吸收率約爲10~15%；在維生素D足夠的情況下，吸收率則可達30~40%。維生素D可促進腎小管回收較多的鈣和磷，對維持骨量有幫助。維生素D含量豐富的食物包括：鮭魚、沙丁魚、鯖魚、鮪魚、鱈魚肝、蛋黃等。

◆鎂

鎂是骨骼中重要的礦物質。鎂可以維持骨骼晶體的穩定性，缺少鎂的骨骼容易脆裂。曾有研究發現補充鎂可以提升停經婦女的骨質密度。國人膳食營養素參考攝取量建議男性每日攝取鎂三百五十至三百八十毫

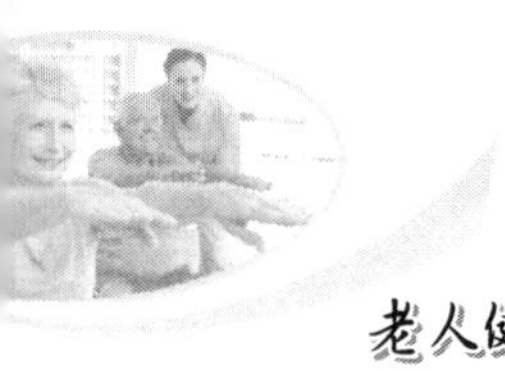

克，女性三百至三百二十毫克。鎂主要來自植物性的食品，以堅果、葉菜、豆類、全穀類等較爲豐富，水果和肉類的含量則較少。

◆維生素K

維生素K是幫助鈣質轉化爲骨骼的重要營養素。維生素K在深綠色蔬菜中含量較多，例如：菠菜、甘藍、青花菜、芥菜、萵苣等；動物肝臟、蛋黃、魚肝油也含有豐富的維生素K。腸內菌叢可製造維生素K，因此適量補充益生菌或優格、優酪乳也有幫助。

◆蛋白質

骨骼內有大量的膠原蛋白，將鈣和骨細胞緊密連結，維持骨骼的韌度。膠原蛋白可由身體自行製造，但需攝取足夠的蛋白質做爲原料。建議每餐至少搭配一至兩樣含蛋白質的食物，輪流攝取魚、肉、蛋、奶、豆類等不同來源的蛋白質。肉類蛋白質的攝取也不宜過量，否則會加速骨質流失，使體內的環境偏酸性，加速鈣和鎂的流失。

◆蔬菜水果

多吃蔬菜和水果可使身體環境偏向鹼性，減少骨質的流失。蔬果中含有大量維持骨質所需的鎂和鉀離子，尤其是深綠色蔬菜、豆類、堅果和全穀類。蔬果中的維生素C，是合成骨骼中的膠原蛋白不可或缺的營養素。大豆和山藥所含的植物性荷爾蒙，有類似雌激素的作用，可幫助婦女減少停經後骨質的流失。另外，蔬果中含豐富的植化素，可以清除體內的自由基。

(三)規律運動

目前研究認爲，中老年人應從事中低強度的衝擊性承重運動，或較高阻力、低重複次數的阻力運動，較能有效增加骨質密度。對預防骨質疏鬆較有幫助的運動，是需要承受身體重量的運動，例如：快步走、慢跑、爬山、爬樓梯等。長期做太高強度運動，反而易造成骨質流失，運動不是越強越好，必須量力而爲。建議以綜合性運動，改善骨質疏鬆患者的問題效益更佳。運動包含暖身運動、衝擊性承重運動、上下肢阻力運動、站立平衡運動。

列舉幾個適合骨質疏鬆症病人做的運動（李凌岳，2020）：

1.運動前後應做暖身與收操運動，降低運動傷害風險：建議走路或原地踏步三至五分鐘，加上緩和拉筋運動。

2.衝擊性承重運動：可選擇快走、慢跑、上下階梯、原地用力踏步、跳舞或網球等運動。建議每天運動三十至五十分鐘（可一次或分次做，依自身能力決定），每周運動至少四至五天。在速度方面，建議以自身身體狀況來決定，量力而爲。

3.上下肢阻力運動：以上下肢的大肌群肌力訓練爲主，可運用沙包、啞鈴或壺鈴（可用寶特瓶裝水來代替）、拉彈力繩、自身身體重量當阻力。建議每一個動作重複八至十次爲一組，一天做二至三組，從每周運動一至二天逐漸增加到二至三天，中間至少休息一天。

4.站立平衡運動：練習時不要閉眼，可靠近牆或桌子站，當站立不穩定時，讓身體可依靠或手扶避免跌倒。簡單居家平衡運動練習，由簡單到困難排序。若一開始平衡不佳，可從單手輕扶在牆上或桌子維持平衡至少十秒，重複五次。當平衡能力增加時，再逐漸增加秒數及手不要扶。

基此，預防骨質疏鬆較有幫助的運動，成年人方面：做一些負重型態的運動，如：慢跑、跳繩、快走、爬樓梯等運動；停經後女性：瑜伽、走路或健走；老年人或已患有骨質疏鬆症者：可選擇太極拳，或是

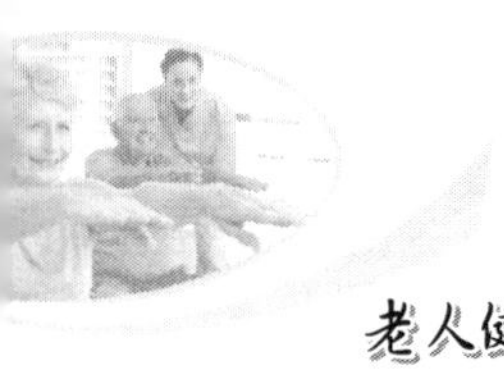

踩固定式腳踏車之運動。

骨質疏鬆者運動時應注意事項：

1.骨質疏鬆患者或有合併其他疾病者（如：關節炎、心臟相關疾病等），在運動過程有不適現象，均應該先請教醫師或物理治療師之後，選擇較適合的運動項目再進行運動。

2.運動都應該量力而為，強度應緩慢逐漸增加，循序漸進才不易產生運動傷害。

3.保持規律的運動習慣很重要。研究發現以運動方式來對骨質產生影響至少須持續運動超過半年以上，且只要停止運動一段時間，則骨質密度就會逐漸下降到運動訓練前的狀態。

4.高衝擊性運動，如：跑步或跳躍，因對骨骼產生較高負荷，此類運動對於年輕人或預防骨質疏鬆者較適合，但對老年人或已診斷為骨質疏鬆者，骨骼相對脆弱，所以較不適合。

5.骨質疏鬆患者從事運動時，應避免從事彎腰角度過大或過度旋轉腰部的運動，因都會對腰椎骨產生極大壓迫力，甚至造成脊椎體壓迫性骨折發生。

6.運動後發生持續一至兩天輕微肌肉痠痛是正常現象，經一至兩天休息後仍可繼續從事運動。但若產生過度的肌肉痠痛或痠痛超過兩天，則建議減少運動量。

7.從事運動時要配合呼吸不要憋氣，以防止血壓過度升高。

8.運動是預防或治療骨質疏鬆措施的一部分，仍須配合主治醫師的各項治療處方。

三、老人健康促進保肌健體看過來

目前沒有證據顯示藥物可以有效地增加肌肉質量；一些荷爾蒙藥

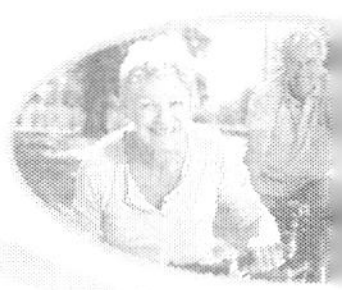

物短期或許會增加一些肌肉的量，但是長期的副作用是需要考慮的。研究顯示恰當的營養，加上適當的運動，可以減緩肌少症的發生，甚至增加肌肉的質量，反轉肌少症。是以，有關肌少症的預防與治療，主要著重適當的營養及配合有效能的運動兩方面，來增強肌肉質與量；也就是培養良好的飲食習慣，吃對、吃夠，配合規律運動與定期肌肉質量的檢測。

(一)運動方面

建議以阻抗性運動效果較佳，如：彈力帶運動、舉水瓶或舉啞鈴等；亦可適度搭配有氧運動，幫助心肺功能鍛鍊。每周應有兩至三天負重運動，每天運動至少三十分鐘加上日曬十五分鐘，運動後三十至六十分鐘內補充醣類及蛋白質，運動與日曬、適量補充維生素D亦可減緩肌肉流失。具有防跌效果的運動，大約可分成：居家運動（深蹲、抬腿、抬屁股）、群體有氧運動、肌力強化、平衡與行動力訓練、漸進阻力訓練，以及太極拳等。另外，建議長者每天至少走路一小時，且其中三分之一的時間要快走，增進運動量，也可以每天分三階段出門散步，一次二十分鐘。

(二)營養補充方面

以均衡飲食搭配足夠熱量。由於高蛋白飲食可幫助肌肉合成，建議健康成人優良蛋白質的食物來源，必須平均分配於三餐，每餐以一掌心的量爲原則。每日宜攝取1-1.2克／公斤體重之蛋白質。另外，可多吃魚類、雞肉、牛肉、豬肉、豆類、蛋及牛奶等食物；也有研究認爲維他命D_3的攝取，以及支鏈胺基酸（branched-chain amino acids, BCAA）的補充，也有助於改善肌力與體能；對抗肌少症的絕對關鍵爲足夠熱量。

(三)不同年齡層向肌少症宣戰策略

1.四十歲之前：均衡飲食多運動，建立肌肉本錢。

2.四十一至六十九歲：注意蛋白質攝取，六十公斤者每天至少要攝取五十四至七十二克蛋白質，等同兩百至三百克雞腿肉。

3.七十至七十九歲：缺乏骨骼肌幹細胞難長肌肉，加上牙口不好，可補充蛋白質或氨基酸營養品。

4.八十歲以後：肌肉量流失嚴重，除了營養外，必要時要靠藥物治療。

收件夾

肌少症風險評估問卷（SARC-F）

說明：評估項目包括肌力、步行輔助、從椅子上起身、上台階、跌倒等。

評估項目	內容	程度	評估分數
肌力	提起4.5公斤物品（約兩個炒菜鍋）	沒有困難	0分
		走過一個房間距離	1分
		從椅子上或床上起身	2分
步行輔助	走過一個房間距離	沒有困難	0分
		過去1年跌倒次數	1分
		很困難／無法完成	2分
從椅子上起身	從床鋪或從椅子起身	沒有困難	0分
		有一些困難	1分
		很困難／需要輔助／無法完成	2分
上台階	爬10階樓梯	沒有困難	0分
		有一些困難	1分
		很困難／無法完成	2分
跌倒	過去1年跌倒次數	不曾跌倒	0分
		1~3次	1分
		4 次或以上	2分

資料來源：陳志州（2022）：《奇美醫訊》第137期，2022/6。

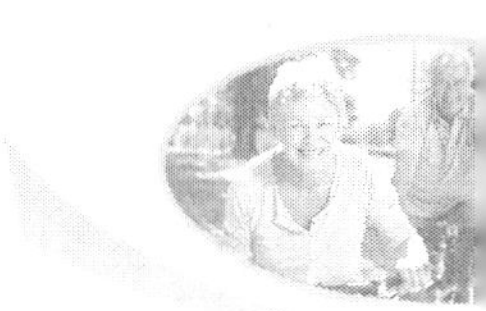

收件夾

簡易身體表現功能量表（SPPB）

說明：若是行走速度小於每秒一公尺，起立坐下五次超過十二秒，SPPB量表小於或等於九分（標準為十至十二分），或握力未達男性二十八公斤，女性十八公斤。只要符合其中一項，則視為具有肌少症的潛在風險。

評估項目	得分
1.平衡測試：腳用三種不同站法，每種站立10秒。使用三個位置的分數總和。	
並排站立	1分：保持10秒
	0分：少於10秒
半並排站立	1分：保持10秒
	0分：少於10秒
直線站立	2分：保持超過10秒
	1分：保持3-10秒
	0分：保持＜3秒
三個位置分數加總	
2.步行速度測試：測量走四公尺的時間	4分：＜4.82秒
	3分：4.82-6.20秒
	2分：6.21-8.70秒
	1分：＞8.70秒
	0分：無法完成
3.椅子起站測試：連續起立坐下五次的時間	4分：＜11.19秒
	3分：11.2-13.69秒
	2分：13.7-16.69秒
	1分：16.7-59.9秒
	0分：＞60秒或無法完成
總分	

資料來源：陳志州（2022）：《奇美醫訊》第137期，2022/6。

四、好用資源宅急便

(一)防跌的「五功秘笈」（衛福部國健署，2020）

1.攝取充足營養，預防衰弱：有衰弱狀態的長者比健康長者更容易跌倒。預防衰弱，平時須注意攝取足夠的熱量與蛋白質，必要時可以攝取營養補充品。

2.規律運動：可以透過定期運動練習肌力、柔軟度和身體平衡，以提升長者日常活動獨立自主功能，並提高跌倒時的自我防衛能力。

3.居家環境安全與改善：居家環境對跌倒的潛在危害，包括照明不足、地板濕滑、地面不平、走道堆放雜物等，可以參考國健署官網《長者防跌妙招手冊》附錄之「居家環境檢核表」，評量居住環境並進行改善。

4.檢視用藥安全：看診時，可將正在服用藥物的藥單，或者藥袋給醫師看，請醫師協助評估用藥安全，以降低因藥物使用造成跌倒的風險。

5.選擇合適的穿著：穿著沒有充分固定的鞋子，例如沒有鞋帶、扣子、魔鬼氈的鞋子，有較高的跌倒風險，建議選擇既薄且穩的防滑鞋底、低且四方形的鞋跟、有充分固定的鞋子，並穿著合身的衣物，注意褲管不要過長，以避免滑倒、絆倒。

(二)留意居住環境及人身安全

1.光線要明亮。

2.電線靠牆收。

3.地板保持乾燥。

4.移除平日活動路線上的雜物。

5.浴室加裝扶手。

6.確保樓梯扶手穩固。

7.選擇合適的鞋子和輔具。

8.下床、起身要緩慢。

9.看醫生時，將正在吃的藥的藥單或者藥袋帶去給醫生看。

(三)深蹲要這麼做

基本的深蹲是採取自然站立，雙腳與肩同寬，腳尖要朝向前方。蹲下去時，要保持背部的挺直，也就是上半身往前傾、將臀部往後坐。深蹲時候，膝蓋不要超過腳尖，雙腳跟一定要踩穩，不能離開地面。蹲到大腿與地面平行，讓膝關節內夾角成爲九十度，雙手同時往前伸直平舉，讓重心放在後腳跟而不是前腳。

(四)「阻抗運動」看這裏

它是針對特定肌肉施加重量的訓練，是強化肌力最好的運動。例如游泳、騎固定自行車、慢跑和健走等，對訓練臀部和大腿等肌肉都有幫助，這些都是良好的阻抗運動。

1.慢跑：老人也可以投入慢跑，只是慢跑時的步伐要小，跑步時腳要輕輕地踩下，即腳底著地的聲音也要小，意即「踩小步、輕輕地跑」。運動請注意：老人投入慢跑前，最好先請教醫師，看自己的心血管和膝關節是否承受得起。

2.健走或快步走：對強化腿部肌肉有幫助，唯要持之以恆，一星期至少要健走三次。若選擇在運動場健走，第一圈算是熱身，先慢慢走；第二圈開始加快速度，視自己的體能，以穩定的速度持續前進。

3.游泳或水中行走：可以利用水中的環境，在泳池裏來回走動，因爲水中的浮力和阻力，讓人比在地上行走更費力，這項看似輕鬆的活動，可以訓練腿部肌肉，是很適合老人的運動。最好不要選擇蛙式，長時間重複把頭仰起這個動作，可能會使頸椎受到傷害。

4.打太極：打太極拳舞動雙手，移動步伐，看似動作很緩慢，舉手抬腿都很輕，但這是下盤需用力的運動。每天打太極拳，長期下來，支撐身體的下盤肌肉將更扎實。運動請注意：老人運動首重安全，場地安全要留意。

5.固定式腳踏車：有的長輩不愛出門，騎室內的固定式腳踏車，是最佳的選項，因其穩定性夠，可以邊騎邊看電視或邊聽廣播，不會覺得無聊。運動請注意：騎腳踏車時腰部缺乏支撐，很容易腰痠，最好不要超過三十分鐘。

資源宅急便

1.骨折風險評估工具（FRAX）：https://frax.shef.ac.uk/FRAX/tool.aspx?lang=cht（FRAX爲世界衛生組織開發，民眾可自行上網評估十年內骨折的機率，運算出十年內髖骨骨折機率以及十年內主要骨鬆性骨折的可能性。）

2.國民健康署：《長者防跌妙招手冊》，https://www.hpa.gov.tw/Pages/EBook.aspx?nodeid=1193

3.國民健康署：長者活力體能訓練

(1)國民健康署：長者活力體能訓練（手冊）：https://vivifrail.com/wp-content/uploads/2020/12/pasaporte-D-CHIV4.pdf

(2)【國語版】長者活力體能訓練　宣導：https://health99.hpa.gov.tw/material/7267

(3)【國語版】長者活力體能訓練—D級（健康者）：https://health99.hpa.gov.tw/material/7271

(4)【國語版】長者活力體能訓練—動作分解介紹：https://health99.hpa.gov.tw/material/7272

4.認識老人衰弱懶人包：https://health99.hpa.gov.tw/storage/pdf/materials/61003.pdf

5.活躍老化 向衰弱症Say NO：https://youtu.be/TxKxLzxYeSw

6.長者評量缺肌力 保持健康9項功：https://www.mohw.gov.tw/cp-5269-70145-1.html（若長者身體功能評估發現行動能力異常，可使用國民健康署參考歐盟「長者活力體能訓練手冊（Vivifrail）」製作的建議影片，每周至少訓練五天、每天三十分鐘。運動後會感覺更有活力與朝氣，並發現身體活動能力提升，頭腦也更加靈活清晰。）

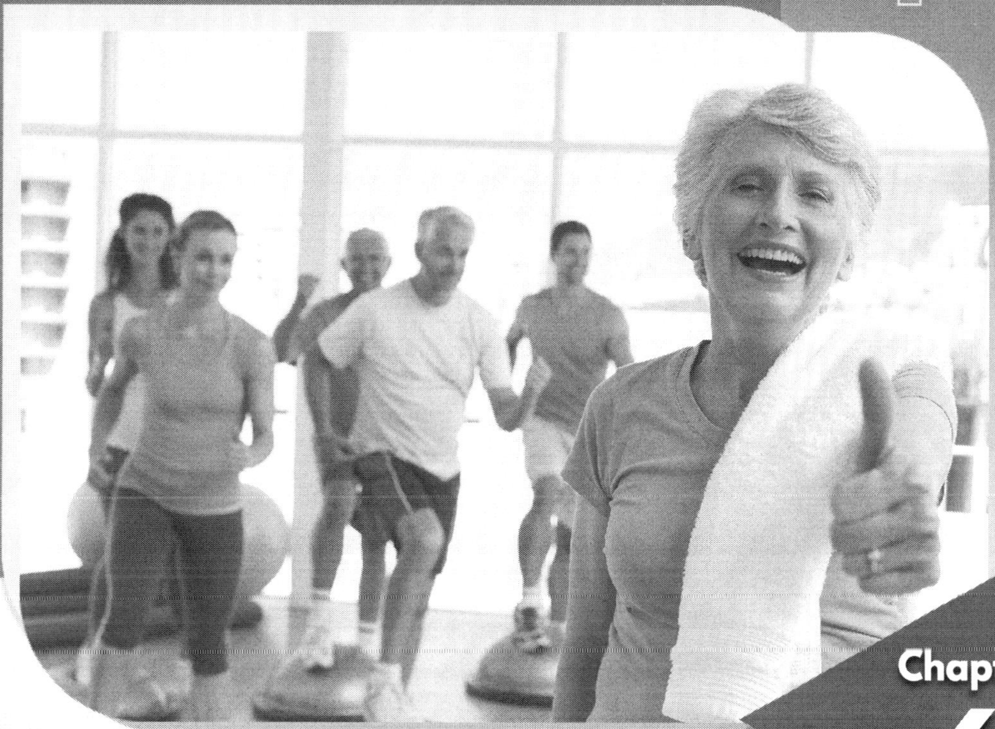

Chapter

6

老人心理健康

- 老年心理困擾與情緒問題
- 老年的憂鬱症與失眠問題
- 健康促進思潮下的老人心理、情緒健康

前言

當世衛組織WHO（2022）宣告全球約有三億五千萬人罹患憂鬱症，並將在2030年成爲疾病負擔第一位；國家衛生研究院2022年發表研究發現，臺灣地區五十歲以上憂鬱症盛行率達到16.3%，但高達七成未就醫；六十五歲以上老年人得憂鬱症的比率高達12%至20%，約有近一百一十五萬人，且有42%至47%老人有各種不同的睡眠障礙。我們焉能忽視此項嚴峻的訊息。

是的，迥異於成年中期身體健康改變屬漸次性的不易察覺，邁入老年期，長輩在老化過程中，面臨環境、人際上的變動及身體機能的衰退，各種慢性疾病逐漸明顯。「初段預防－健康促進」關心的是，在心理情緒健康的失眠、憂鬱症、失智症，實是道道地地的老齡化疾病，攸關老年生活品質。要之，超高齡社會是以老年族群爲主體的社會型態，老齡化疾病預防有助老年健康促進，與長者個體生涯、家人生活型態，甚至與社會整體發展有關。

本章特別關注的是老年心理情緒健康促進問題。老年期的多重壓力迎面而至：源自退休後收入減少衍生的經濟壓力；社會角色地位喪失及人際互動減少，造成的人際與精神的壓力；身體老化導致健康壓力；空閒時間增多與家屬間相處摩擦衝突的壓力；親友的相繼去世感受死亡與孤獨的壓力；上述壓力加速老人心理的老化，甚或產生疾病。俗云：「人老，心不老。」爲期老人生活愉快恬適，理解空船效應，學會接受，心理情緒管理是其關鍵所在，將疾病消滅在未萌芽階段。

第一節　老年心理困擾與情緒問題

一、老年人心理困擾問題

許多老人認爲他們人生缺乏目標，「是沉重的無用感及徒然」；退休，開啓了一個「無社會既定角色」階層的大門，它把人們丟進無角色的尷尬。這些顯現在老年身心的困境，紛雜異常，不一而足，影響心理健康，亟待誠實面對。揭露老年人心理困擾與問題，有助理解退休調適操作節奏與重點的掌握。

老年人心理困擾問題，具體而言，可整理如下（朱芬郁，2017、2012；李宗派，2010）：

1.老年人在外型上的諸多變化，鬢髮斑白、皮膚皺紋、肌肉萎縮。
2.出於退離正職，經濟來源減少，面臨可能用罄的困境。
3.成年子女離巢，討厭寂寞，親友關係疏離，生活孤單、無依。
4.空閒時間增多，閒得使人煩躁恐慌。
5.生理上呈現退化，慢性疾病上身，心理緊張憂慮。
6.久病之人，體力衰弱，或因病而殘障，呈現「老殘」現象。
7.高齡長者生命隨時可能凋落，如何處理財物，至爲困擾。
8.厭世失望，親人死亡，親友誤會，看破世情。
9.看見別人死亡，聯想到自己來日無多，心理沮喪。
10.夫婦相處時間增多，角色互易，磨擦可能升高。

二、老年人情緒困擾問題

其次，在老年面對情緒困擾與問題方面，可彙整其要者如下（朱芬郁，2017、2012；李宗派，2010）：

1.許多損失同時發生，失去配偶，失去健康，失去社會地位與社會角色，面臨疾病與死亡的威脅。

2.許多危機在身邊發生，與社會現實生活脫節，曲解社會事實，面臨情緒與心理危機。

3.發生婚姻糾紛，與老伴離異，少與朋友來往，不願面對現實生活。

4.性功能退化，房事做愛減少或冷感，性愛問題困擾。

5.退休適應不佳，男女角色互易，覺得無用、無聊、憂鬱。

6.視力、聽力生理感官退化，引起人際互動誤會與隔閡。

7.慢性疾病，產生「無力感」，排斥他人，怕人譏笑。

8.面臨死亡，產生許多複雜心理情緒反應。

9.晚年期依賴程度增加，易遭受身體、心理情緒虐待，財務剝削。

10.死亡心理過程，從否認會死亡，到憤神怨天，向神討價還價求生存時間延長，以至許願不成而悲傷，最後是接受事實，等待死亡的降臨。

綜合以上，計歸納出老年心理困擾、情緒問題計各十項。要之，在社會快速變遷，整體環境改變，因之導致長者產生心理情緒的困擾與問題，自是層出不窮，令人陷入困境，較易造成長期慢性心理失常，這也是老年心理健康促進特別關心的主題。

三、老年期心理情緒變化之特徵

一般而言，重大生活事件通常較有可能發生在老年期。約可概分為：健康改變、社會適應改變、經濟能力改變、休閒活動改變，以及心理情緒改變等五項。老年期情緒與心理變化，常涉及大腦神經體系的變化與老化，智力的維持與退化，認知能力的強弱與消失，對社會期望的反應遲鈍，以及能否維持樂觀的人際關係或由人際關係撤退，主要特徵歸納有五項：

(一)社會角色改變，觸發自卑失落感

失落感（a sense of loss）是退離職場，逐步邁入老年期時，首先應特別注意影響心理與情緒的特徵。有人認為老年是一段「失落」甚於「獲得」的歲月，由於生理機能衰退，高齡者易受感染，疾病上身或易受意外而導致健康的喪失。另外，離婚、死亡、退休、遷移以及社會變遷，都會帶給老人種種的失落。老人退休後，身分地位的轉變與角色的失落，伴隨身體健康日益惡化，年華老去，親友逐漸凋零，甚或因子女無法承歡膝下的落寞孤寂，極易產生退休症候群和空巢症候群，甚或罹患「老年憂鬱症」。

(二)面對衰老疏離，產生退縮懷舊感

懷舊感在老年期顯得特別鮮明，呈現出對年輕時代或故人、舊物的懷念、留戀一種情緒。有些老人將懷舊感作為和衰老抗衡的心理自慰方法。老人已認識到自己來日無多，因而在心理上產生「人生回顧過程」，包括對鏡凝視、懷念家鄉、樂道往事、追憶過往事蹟等。這些是老人藉以逃避現實或衰老的方式，但是人生的回顧，也可能會使老人產

生一些消極的情緒或遺憾，因而導致老人的沮喪、焦慮、罪惡感、絕望，以及對以往過錯的追悔。面對死亡的日子愈來愈逼近的壓力，老年人會變得比較喜歡蒐集或保留瑣碎的東西，這是潛意識裏以心理防衛機轉來解決內心底處，對死亡的恐懼及壓力的表現。

(三)人際網絡縮小，誘發無助孤寂感

老年期的孤寂感（loneliness）是老人在社交需求未能獲得滿足或遭逢阻礙，所產生的一種情緒。當成年子女離家或親友、手足的逝去，原有人際網絡破損，又未能積極建立新人際關係時，孤寂無依、無助的情緒更顯強烈。現今社會往都會生活型態及小家庭發展，子女大都不在老人家身邊，無法承歡膝下，晨昏定省，若退休後即不再經營社交生活，老人難免會出現孤單落寞的感覺。研究顯示，老年期的社會年齡，包括：扮演父母的角色、失去父母及失去獨立；社會孤立易導致較高的死亡率，進而造成心理情緒的適應問題。

(四)知覺生理退化，萌生衰老無用感

通常衰老感與無用感（a sense of useless）是伴隨而成，一體兩面。常指涉：個體面臨體力的衰退，視聽功能下降，反應與動作的緩慢，記憶力的減退而產生的「老了」、「沒有用」的感覺。研究結果顯示，老年人產生衰老感的觸發事件包括：身體衰弱、退休、老伴的亡故、兒女婚嫁或獨立生活、至親好友的亡故、他人來幫助自己做家務等，其中，以身體衰弱影響最大。老年期的在心理年齡方面，通常指涉衰退感和睿智成熟的來臨。唯以究竟何者爲老人？迄今尚無統一明確的標準。

(五)生活依賴習慣，較易受喪偶打擊

研究顯示，大部分成人擁有婚姻關係。美國疾病防治中心（The

Centers for Disease Control and Prevention）指出，婚姻能夠延長壽命，最多可延長五年之久；婚姻幸福的人，存活得較久，而婚後一直有性生活的夫婦，對他們的人生最滿意。《新英格蘭醫學期刊》刊登美國哈佛大學醫學院與賓州大學的一項研究發現，丈夫或妻子生病，可能加速另一半的死亡；配偶生病時，會使另一半產生壓力及失去支柱、伴侶、實質協助、收入和其他支援，以致危害另一半健康。這種現象被稱爲「親友效應」或「照顧者負擔」（caregiver burden），而老人尤其容易受到「照顧者負擔」效應的打擊。

第二節　老年的憂鬱症與失眠問題

一、老年憂鬱症的成因：與生活型態改變、衰老罹病有關

身體疾病是老年憂鬱症的最大的危險因子。2022年國衛院調查顯示，臺灣六十五歲以上長者，輕度憂鬱症和重度憂鬱症的盛行率分別是3.7%和1.5%；衛福部指出，臺灣5%-7%老人常覺得心情不好、悲哀、孤單提不起勁，但老人憂鬱就診率只有1.3%，多數未獲適當醫療。國健署統計，臺灣六十五歲以上憂鬱症盛行率極高，達16.7%，等於每六名長者就有一人患有憂鬱症。

「民國一百一十二年中老年身心社會生活狀況長期追蹤調查結果報告」（衛福部國健署，2025）：「有憂鬱」狀況之百分比，隨年齡層越高而遞增，七十五歲以上「有憂鬱」狀況者 17.2%；按性別比較，女性「有憂鬱」狀況之百分比爲15.5%，男性爲9.0%，各年齡層女性「有憂鬱」狀況之百分比皆普遍高於男性；75%住在長期照護機構的老人，受輕度或中度憂鬱症狀所困擾。老年憂鬱症，常會與生理疾病惡性循環，

痛苦異常。由於藥物問題併發憂鬱症後，中樞神經受到影響，導致生理上的疾病更趨嚴重（如血糖突然變高、血壓不穩定等）；而病痛的加劇又使老人更為憂鬱。

具體而言，老年族群罹患憂鬱症的成因，約可概分為社會、心理、生物疾病三個面向，加以說明。

(一)社會面向

社會支持系統在退休後弱化或縮小，造成長者人際互動減少，失落感、孤寂感湧現，長者的影響力與貢獻需求無從表現；若未積極開拓人際支持、互動網絡，可能衍生憂鬱的因子，包括：(1)社會人際互動弱化。(2)孤單和寡居、缺乏人際支持。(3)獨立自主、經濟能力明顯降低。(4)面對同儕逐漸死亡的壓力，觸景傷情。

(二)心理面向

老年的心理、情緒調適，日顯重要。面對迥異於以往的諸多改變，尤其是老化的事實，亟須正向態度適應。調適不良，呈現出對外界事物提不起勁、缺乏參與動機，經常還合併對身體症狀的抱怨，像是頭痛、沒胃口、沒氣力、全身痠痛等。包括：(1)老化使得自尊及自信的喪失。(2)忍受孤單寂寞機會大增，而能力大減。(3)生活上缺乏目標感。

(三)生物疾病面向

老化帶來生理上的衰退，各種慢性疾病逐漸降臨，尤其是罹患血管病變相關的疾病，例如高血壓、糖尿病、中風、心臟病、周邊血管病變等的老年人，更易得到老年憂鬱症。包括：(1)疾病的直接影響：如中風、癌症、失智症等，造成沒有明天的感覺。(2)整體活動力下降：營養失衡，衍生諸多身體上的病痛、失能現象等。(3)同時服用多重藥物：老年人服用許多藥品，彼此之間重複影響，形成憂鬱症的潛在因素。

二、老年憂鬱症的徵狀

世界衛生組織將憂鬱症、癌症、愛滋病並列爲新世紀三大疾病，憂鬱症也是造成人類失能的第一疾病。根據WHO在2022年公布的數據推估，全球憂鬱症的盛行率爲5%，以此換算全球約有三億五千萬人罹患憂鬱症，並將在2030年成爲疾病負擔第一位。2022年國衛院研究發現，臺灣五十歲以上憂鬱症盛行率達16.3%，但高達七成未就醫，而在27%尋求治療者中，最終僅11%得到有效治療，顯示就醫率偏低。

(一)老年憂鬱症與成人憂鬱症不同

老人憂鬱症相對成人憂鬱症，有較多的身體症狀跟抱怨，並伴隨有認知障礙及較高的自殺率。大體而言，老年憂鬱症與一般成人憂鬱症的不同在於：

1.兩者呈現不同症徵：一般成人憂鬱症常因重大事件、感情挫折、個性問題等引起；老年憂鬱症狀顯現出隱微且緩慢，症狀不典型，多以身體症狀、體能改變等來表現，而心情起伏不一定大。

2.兩者情緒的表現互異：一般成人憂鬱症多以暴躁、心情煩悶爲主；老年憂鬱症患者出現焦慮的比例很高，且三分之二以上合併有焦慮症狀，容易緊張、胡思亂想、怕寂寞等。

3.老年憂鬱以身體病痛爲主訴：老年憂鬱症患者多以身體症狀爲主訴，較常抱怨身體的不舒服，並有更多的焦慮情緒。有些表現出嚴重的精神運動遲緩，以及記憶力和生活功能低落，易被誤認爲失智症。

(二)老年憂鬱症基本症狀

老年憂鬱症通常出現不太明顯的憂鬱情緒，而是抱怨記憶力差、疲倦、無力、吃不下、失眠的現象等。在情緒表現出呆滯、喪失生活的興趣或退縮，甚至出現想死的念頭。一般而言，長者開始變得精神越來越不好，不常笑，嚴重健忘，或經常失眠，請勿誤認是「年紀關係」或「痴呆緣故」而置之不理。同時憂鬱症也會增加其他併發症、衰弱症與死亡率，可能因一時疏忽而造成不必要的遺憾。老年憂鬱症的徵兆約有：(1)在四十五歲以後發病的焦慮、慮病症。(2)超過一年的哀傷反應。(3)明顯無助、無望、無用感。(4)有自殺意念或企圖。(5)老年酒癮或藥癮患者。(6)某些疾病如中風及癌症等。

另外，由於憂鬱症與自殺具有高度正相關，衛福部分析高齡者憂鬱症及自殺趨勢數據，發現五十五歲到六十四歲間，心理調適能力與其他高齡者相比較佳，六十五歲以上心理調適能力介於中間值，而七十五歲以上的能力最差。國衛院2024年研究發現，老年人自殺危險因子可分爲精神及身體疾病等兩大類，前者以憂鬱、焦慮及失眠爲主，後者則爲高血壓、消化性潰瘍與癌症。若能減少老年人身心折磨，自殺率可降低近57%；若能減少憂鬱等精神疾病發生，可降低年長者自殺率達38.4%；如減少身體疾病發生則可降低自殺率36.5%。精神、身體疾病對年長者自殺影響相同重要。

三、老人的失眠問題

老了一定睡不著嗎？「人老了，累的時候多，睡的時候少。」老人家常這樣說。在人一生中，不同年齡的睡眠時間有明顯的差異。由於睡眠生理會受到荷爾蒙影響，年紀越大荷爾蒙的分泌減少，睡眠的時間也越少，睡眠週期也會變短。然而，睡眠不足會導致新陳代謝及內分泌腺發生明顯變化，危害心智運作，並可能使老年有關的疾病如糖尿病、中風或心臟疾病等加速發生，出現老化特徵。

(一)逾四成以上的老人有睡眠障礙問題

一般而言，年齡越大者，睡眠時間有減少的趨勢。根據美國國家睡眠基金會建議，成年之後需七至九小時睡眠。老年人除了比年輕人有更多的慢性疾病和情緒障礙外，睡不好的問題也會隨著年紀的增長而逐步增加。睡眠不足與早死有明顯且直接的相關，每天睡不到六小時的人，二十五年內死亡的機率比每天睡六到八小時的人高出12%。每天睡眠六到八小時對健康最好，雖然增加睡眠時間不一定就能保證長壽，但是每天睡眠時間不到五小時，對健康絕對有害。

失眠顯現在自我覺得睡不飽，或睡眠品質不佳。老人失眠的主要症狀有：很難入睡或不易維持睡眠，例如半夜常常醒來，甚至半夜醒來就再也睡不著，太早起及白天打瞌睡。研究調查顯示，臺灣地區42%至47%老人有各種不同的睡眠障礙。長期下來會導致日夜生活混亂、身體機能退化和增加罹患憂鬱症的機會，而嚴重影響生活品質，如何改善睡眠是老年重要課題。

(二)老人睡眠障礙的六大成因

誤認老人動得少，生理代謝遲緩，因此少少的睡眠就足以恢復所需，這是對老年失眠病症不理解所導致。通常老年失眠障礙的原因有以下六項：

◆老化導致老人的睡眠結構改變

由於老化所產生的睡眠生理變化，會造成老年人經常入睡困難、熟睡時間變少，使得老人的睡眠結構因之改變。其次，老化使得大腦的神經核尺寸減小與功能退化，加上褪黑激素分泌減少和核心體溫降低，因而影響睡眠清醒週期。老年人（尤其是女性）睡眠清醒周期提前，晚餐後約七、八點就想睡覺，凌晨三、四點就起床無法再入睡。

◆各種身體慢性疾病的影響

老年身體器官的衰老，常帶許多病痛與不適，以致造成長者睡眠問題。五十、六十歲的人常伴隨有失眠或睡眠呼吸中止等現象，這些皆與健康問題有關，例如：風濕性關節炎的疼痛、中風、糖尿病、心血管疾病的不適、男性攝護腺肥大的夜間頻尿等。這些疾病將影響老年睡與醒之間的規律。

◆長期使用某些治療性藥物與物質的副作用

某些老年人因罹患多種慢性疾病而多重用藥，如類固醇、支氣管擴張劑等藥物，以及高血壓、慢性阻塞性肺病、消化性潰瘍用藥，所引起的次發性失眠障礙。研究發現，食用過量的鹽，會干擾正常睡眠。另外，酒精會影響睡眠品質，睡前小酌，可縮短入睡時間，當血液中酒精濃度下降時，會抑制睡眠。

◆神經精神科疾病影響頗大

老人失眠常會伴隨出現神經衰弱、焦慮、憂鬱、記憶減退、夜尿頻繁、心悸、多汗、頭痛、頭暈、易怒、恐懼等症狀。通常，中風或失智老人有可能因為控制生理時鐘節律性的腦組織及睡眠中樞發生病變或退化，造成生理時鐘變混亂，產生睡眠週期日夜顛倒。老人憂鬱症與老年失智症是引起老年人睡眠異常最嚴重而普遍的原因。

◆活動量少，新陳代謝遲緩

睡眠的功能主要是恢復白天消耗的體力與腦力。許多老人或因失去自主生活能力，活動不便，家人又工作忙碌，無法陪伴，只能鎮日待在家裏，生活型態單一，無適當的生活節律與日照刺激，造成睡眠週期的錯亂。老人活動量降低，新陳代謝趨緩，使得所需睡眠相對減少。

◆身體組成改變的因素

肥胖者呼吸道及口咽部組織增厚，容易發生睡眠呼吸中止症候群，進而影響睡眠。有趣的是，睡眠障礙與肥胖兩者之間的相互影響。因爲睡眠同時會影響食慾。用餐後，身體會製造一種飽足感荷爾蒙，如果我們睡不夠，身體就會製造不足，缺乏睡眠會使我們胃口大開，體重增加。

第三節 健康促進思潮下的老人心理、情緒健康

一、老人心理、情緒健康促進可以這樣做

(一)老人的心理健康促進

◆對老化抱持正向態度

年齡與經驗、智力、成熟呈增加性函數，老年人經歷了人生大半的歲月，具有圓融的智慧與超脫的人生體驗，正可利用此時累積的智慧、自由與經驗優勢，開展人生的另一個新里程。年老是我們耗費畢生心力去追尋得來的成就，「老」應該是一種驕傲。老，不代表「沒用、等死」；老是「成熟與完滿」。

◆建立「內心生命圈」的新觀念

年紀大的人反應較慢，動作較遲緩，容易產生意外，迫使老年人活動空間縮小，亦使得其行事更加小心謹慎。然因爲豐富的人生經歷與社會歷練，較之年輕人擁有更多的穩重、成熟、自信與豁達，更多的閒暇時光，正可以爲自己圓夢，當義工服務別人或致力於自我完成與自我實現，以一種不服老、不服輸，又服老的「內心生命圈」之觀念與精神，去面對老年生活。

◆保持對事物的好奇心

Cattell（1963）智力理論指出，晶質智力（crystallized intelligence）的發展，從兒童期開始，逐漸增長至成年期。六十歲以後，若繼續從事教育和學習活動，晶質智力將持續成長。由於現代社會面臨知識經濟時代的挑戰，老人需要對事物保持某種程度的好奇心，繼續不斷地學習，規劃一個可望又可及的目標與希望，則可持續地增長晶質智力，促進心理成長，獲致精神慰藉。

(二)老人的情緒健康促進

◆培養恬然豁達的性格

面對年老的事實，老年人應培養樂觀豁達的性格，以正面思考、積極轉念，取代悲觀消極的意念。恬適淡然的愉悅情緒，有益於身心的康泰，凡事退一步或換個角度想，即能海闊天空、悠遊自在，讓晚年生活成爲最値得回味的美麗時光。

◆適時地排除生活壓力

由於老年期對壓力的反應能力較低，容易爲壓力所侵襲，故應避免情緒強烈震盪或承受過度壓力。但減少壓力並非無所事事，「天天都是星期天」，如果全無壓力，情緒智能無法獲得鍛鍊，容易導致腦部功能的退化。因此，除了不要使生活高低起伏太劇烈，也需要保有一些生活與社會文化的刺激，以活絡心智功能，保持情緒的愉悅與滿足。

◆理解空船效應學會接受

「空船效應」（theory of empty ship）源自《莊子・山木》中的「方舟濟河」，是一篇極富道家哲學的寓言。意謂：很多時候，真正讓我們陷入壞情緒的，並非是事件本身，而是我們自身的心態，準備要生氣了，但是發現是因爲某些因素才導致事情的發生，又突然怒氣全消，這就是所謂的空船效應。理解空船效應是情緒管理的關鍵，能轉變心態，不以自我爲中心，並學會接受已經發生的事實，想辦法解決它。

二、憂鬱症、失眠健康促進可以這樣做

(一)老人憂鬱症的健康促進可以這樣做

◆認清老人憂鬱症的本質

正確地訊息是：憂鬱是可逆轉的！憂鬱症是老年人常見的身心疾病，健忘、易怒、自我否定、睡眠節奏紊亂，易與失智混淆；其多元症狀也會影響到身體其他功能，包括認知、生活自理。但因爲長輩較無法清楚言語表達，常以抱怨身體症狀來取代情緒低落，是難以察覺的心病。這是失智症的前兆，又稱「假性失智」，可治療逆轉。老年憂鬱症治療，包括藥物與非藥物治療，尤其非藥物治療更重要。透過藥物、顱磁刺激治療，或從生活與行爲方面著手，持續進行就能慢慢恢復記憶力、釋放情緒壓力。

有人誤認治療憂鬱症的藥物會上癮，或誤以爲服藥會壓抑情緒，讓人變得呆滯，這是將鎮靜劑、安眠藥及抗憂鬱劑混爲一談的誤解。所謂

的抗憂鬱劑，是作用於腦部，調整腦內的分泌物質，提升腦內血清素、正腎上腺素、多巴胺等物質的濃度，達到治療憂鬱焦慮症狀的效果。抗憂鬱藥物，必須耐心連續服用超過六至八周，才會開始出現效用。

◆預防與改善老年憂鬱症的解方

根據臨床觀察，臺灣老年憂鬱症患者，多發生在退休初期，其中以輕度病症為多，平均每十人就有一人，重症相對少，約占整體3%，但實際就診者極少，患者甚至沒有病識感。一般老年憂鬱病因有兩大類，一是因為身體狀況老化及病痛，二是生活沒有重心。憂鬱症容易導致其他併發症、衰弱症與死亡率，為避免退休後出現老年憂鬱，建議五十歲以上民眾即開始規劃退休生活，從運動、培養嗜好、親友相聚、志工服務等四方面著手，累積正能量。

◆主要改善老年憂鬱症的健康促進途徑

1.維持人際社交：「社交孤立」是憂鬱症危險因子，藉由人際社交可降低長者的孤獨感，加強生活的動力，從事志工服務或親友聚會。

2.穩定戶外活動：日照有助於穩定情緒，長輩多走出戶外，可刺激分泌體內血清素、褪黑激素，獲得深度睡眠。

3.從事規律運動：運動可促進腦內啡分泌，心情愉悅；能增強體力、保持身體靈活度，預防衰退。

4.安排學習活動：可以參加社區大學、第三人生大學、社區活動，或參加長照據點課程等，幫助老人找到生活重心，學到新東西，創造生命價值。

5.尋求諮詢協助：目前老年憂鬱症的協助資源，大都整合在長照體系統中，可就近至附近心理衛生中心就醫。亦可先嘗試諮商，如果心理師發現諮商無法解決，會建議轉診至精神科去做診療。

6.參加病友團體：應先由醫師確認病況嚴重程度後，再評估參加日間照顧中心或健康促進機構等。透過同儕互相扶持，不再感到孤單。

7.緩和介入治療：包括藥物治療、整合性治療（個別心理治療、團體治療與家族治療等輔助機制）、飲食療法（以橄欖油、蔬果爲主的地中海飲食）、運動療法、園藝治療（有助老人身心健康）、社會支持。

(二)老人遠離夜晚失眠健康促進可以這樣做

在探討老年睡眠障礙六大成因後，如何提升睡眠品質，做好老年睡眠管理，至爲重要。由於造成睡眠障礙的原因各異，茲列舉改善途徑如下：

◆放下擔憂，恬然安歇

俗云：「先臥心，再臥眼。」擁有豐富的經驗與智慧，是老年的瑰寶與冠冕。所謂兒孫自有兒孫福，勿爲兒孫做馬牛。睡覺前，要心無雜念：不要躺在床上想東想西。睡不著時，不要焦慮；焦慮會更無法放鬆、更睡不著。放鬆從容入睡，恬然安眠。

◆生活規律，晨起夜寢

因應老化對老年睡眠時間的影響，早睡早起應是最佳選擇，也是促成生活規律的良方。切記，老年人過多或過少的睡眠時間，皆是屬睡眠障礙。找出最適合自己的睡眠時數，睡眠時間依每人體質而有所不同。通常六至八小時的睡眠時間較爲合適。

◆調整作息，營造環境

可支配的時間變多，是退休後的生活寫照。當然，也意味著要填補的空白時間增多，空虛疏離與不安增強。宜從調整生活作息，積極從事社會參與活動，培養良好的睡眠衛生習慣著手，包括：創造舒適的睡眠環境；餐後避免茶、咖啡、抽菸和酒精；睡前洗熱水澡，或聽輕柔舒眠的音樂，可幫助入睡；白天避免午睡或以三十分鐘為度。

◆適度運動，活化精力

調查顯示，76%的沖繩老人有傍晚散步的習慣；日本琉球大學和國立精神神經中心，發展出結合腹式呼吸和伸展的「福壽體操」，有助改善老年人睡眠問題。運動量不足，將導致新陳代謝遲緩，影響睡眠品質；過量運動，造成老年體能超負荷，不利健康。每天定量的運動，以有氧運動及適量肌肉訓練為佳。晚上沐浴後，以手掌畫圓圈的方式按摩腹部，有助於放鬆入睡。

◆飲食療法，快意入眠

俗云：「藥補不如食補，食補不如覺補。」所謂吃出健康與好眠。在日常飲食方面，可以多攝取一些具有降心火、補腎氣作用的黑芝麻、核桃、蛋黃等食物；葵瓜子、蜂蜜和大紅棗等，也有安眠功效。睡前喝杯熱牛奶，可激發助眠的色氨酸之效果，達到促進睡眠的效果。

◆光照療法，調整機理

在日間亦可多曬些陽光，但避開強烈光線刺激時段，有助於協調大腦皮質功能。光線透過眼睛進入腦部，可以幫助建立日夜生理時鐘，改善睡眠，這對行動不便的老人，特別有意義。對早睡又易早醒的失眠者而言，傍晚時分照光，能使生理時鐘慢下來，將睡眠時段後移，規律睡眠。

◆診斷肇因，專業治療

老人心理諮商快速崛起，受到醫學界重視。老年有睡眠障礙問題，若不單是老化現象所引起，應找出病因診治。可以將目前服用的藥物、較完整病史，至家庭醫學科、老年醫學科或精神科門診，接受專業醫師完整的評估與治療。若屬心理因素造成的失眠，宜尋求心理治療方式處理。

◆藥物治療，謹慎服用

服用助眠藥物要謹慎小心，因之導致的副作用，影響頗大。隨著年紀漸長，褪黑激素（melatonin）的分泌量越來越少，有些老人會自行購買，然長期使用褪黑激素也會讓內分泌失調；至於安眠藥，基本的用藥原則就是不要超過三個月（何佩琪，2011）。常見的藥物不良反應有譫妄、 跌倒、影響呼吸等。使用藥物助眠，一定要尋求合格醫師診斷、處方，絕不可擅自服用，避免造成憾事。

無論是看著天花板，等待黎明的到來；或是數羊數到眼抽筋；或是拿著電視遙控器，翻轉到無聊看購物台的失眠日子，在理解失眠的成因，並進一步採取睡眠的管理行動，那些障礙將離你遠去，迎接優化的睡眠品質蒞臨吧！

(三)老人靈性健康通過健康促進可以這樣做

◆正向靈性是促進成功老化的第四要素

J. W. Rowe與R. L. Kahn1998年提出成功老化的發生必須三個主要因素同時存在：避免疾病和殘障（avoiding disease）、高認知與身體功能（maintaining high cognitive and physical function）、生活積極承諾（engagement with life）；2002年Crowther等學者提出第四要素——正向的靈性（positive spirituality）概念，認爲宗教（religion）與靈性之特性所導致的正向結果，包括宗教上的寄託、自我人生意義，靈性是人們在各種關係中達到和諧狀態。

◆靈性健康（spiritual well-being）屬健康的一種狀態

靈性對於個人生命意義提供完整的認知與存在價值，尤其是在面對衰老疾病的壓力或死亡，特別顯現良好調適能力。Stranahan（2008）將老年人靈性健康分爲四大面向：(1)意義與目標（meaning and purpose）。(2)希望與應變（hoping and coping）。(3)超越性（transcendence）。(4)宗教活動（religious practices）。可見靈性健康是一種和諧安適的狀態，是動態的、可變化的，會因個體所處的情境而有所改變，與自我、人際關係、生命滿意度、情緒、希望感、萬物環境與宗教信仰等有高度相關。

◆老人靈性健康的促進方法

1.認知靈性健康的重要：體認身體功能的衰退、疾病、退休、親友離世、生命無意義或存在價值、面對死亡。

2.檢視自我的靈性需要：愛與被愛、尋找自我或有用感、被寬恕或寬恕人、盼望、存在意義、尋找宗教信仰等，從身、心、靈三方面促進。

3.在身體方面：呼吸練習、修習太極功法、修習氣功、採用薰香、按摩穴位、按摩等。

4.在心理方面：冥想（降低皮質醇幫助減壓）、靜觀、認知上重整、應付問題方式、學習樂觀、鬆弛練習等。

5.在靈性方面：嘗試回顧人生（spiritual life review）、培養宗教信仰、參與靈性關懷活動等。

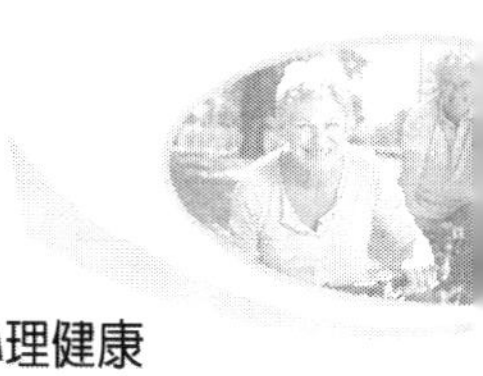

收件夾

簡式健康表（brief symptom rating scale, BSRS-5）

說明：本量表所列舉的問題是為協助您瞭解您的身心適應狀況，請您仔細回想在最近一星期中（包括今天），這些問題使您感到困擾或苦惱的程度，然後圈選一個您認為最能代表您感覺的答案。

編號	題目	完全沒有	輕微	中等程度	厲害	非常厲害
1	睡眠困難，譬如難以入睡、易醒或早醒。	0	1	2	3	4
2	感覺緊張不安。	0	1	2	3	4
3	覺得容易苦惱或動怒。	0	1	2	3	4
4	感覺憂鬱、心情低落。	0	1	2	3	4
5	覺得比不上別人。	0	1	2	3	4
6	有自殺的想法。	0	1	2	3	4

1.編號1至5題之總分：
(1)0~5分：身心適應狀況良好。
(2)6~9分：輕度情緒困擾，建議找家人或朋友談談，抒發情緒，給予情緒支持。
(3)10~14分：中度情緒困擾，建議尋求心理諮商或接受專業諮詢。
(4)＞15分：重度情緒困擾，需高關懷，建議轉介精神科治療或接受專業輔導。
2.編號第6題為附加題，若前5題的總分小於6分，但本題評分為2分以上（中等程度）時，建議至精神科就診。

資料來源：國立臺大醫學院精神科教授暨精神部主治醫師李明濱醫師。

收件夾

老年憂鬱症量表（GDS-15）自我檢測

※超過10分，需要積極關懷、轉介專業醫療

分數	情況描述
□	請評估過去一星期中的情況：基本上，您對您的生活滿意嗎？（否，得1分）
□	您是否常常感到厭煩？（是，得1分）
□	您是否常常感到無論做什麼，都沒有用？（是，得1分）
□	您是否比較喜歡待在家裏而較不喜歡外出及不喜歡做新的事？（是，得1分）
□	您是否感覺您現在活得很沒有價值？（是，得1分）
□	您是否減少很多的活動和嗜好？（是，得1分）
□	您是否覺得您的生活很空虛？（是，得1分）
□	您是否大部分時間精神都很好？（否，得1分）
□	您是否害怕將有不幸的事情發生在您身上嗎？（是，得1分）
□	您是否大部分的時間都感到快樂？（否，得1分）
□	您是否覺得您比大多數人有較多記憶的問題？（是，得1分）
□	您是否覺得現在還能活著是很好的事？（否，得1分）
□	您是否覺得精力很充沛？（否，得1分）
□	您是否覺得您現在的情況是沒有希望的？（是，得1分）
□	您是否覺得大部分的人都比您幸福？（是，得1分）

分數說明：分數≧10分：憂鬱症；5至9分：可能憂鬱

資料來源：臺灣憂鬱症防治協會。

資源宅急便

1.「青壯世代心理健康支持方案」：https://sps.mohw.gov.tw/mhs

(1)為促進青壯世代心理健康，協助其調適心理壓力與負面情緒，本方案自113年8月1日至114年12月31日，補助十五至四十五歲朋友，每人三次心理諮商費用（限個別諮商），提供服務之機構，可於本方案官網查詢。

(2)Q&A

Q：如何使用本方案的心理諮商？

A：掌握四個口訣，查詢、預約、準備及諮商。

查詢：查詢本方案尚有名額之合作機構。

預約：聯繫合作機構，預約使用服務。

準備：攜帶身分證明文件以供查驗。

諮商：至合作機構接受諮商。

2.專線

(1)安心專線：1925（依舊愛我）

(2)生命線協談專線：1995

(3)張老師專線：1980

(4)老朋友專線：0800-228-585

(5)男性關懷專線：0800-013-999

(6)全國自殺防治中心 ：(02)2381-7995

(7)失智症關懷專線：0800-474-580

(8)家庭照顧者關懷專線：0800-507-272

(9)國民健康署更年期諮詢專線：0800-005-107

(10)白絲帶關懷協會家庭網安熱線：(02)33931885

3.網絡資源

(1)全國社區心理衛生中心：https://dep.mohw.gov.tw/DOMHAOH/cp-6435-70356-107.html

(2)各縣市社區心理諮商服務一覽表：https://dep.mohw.gov.tw/DOMHAOH/cp-4558-69568-107.html

(3)臺灣憂鬱症防治協會：http://www.depression.org.tw/

(4)心快活心理健康學習平台：https://wellbeing.mohw.gov.tw/nor/main

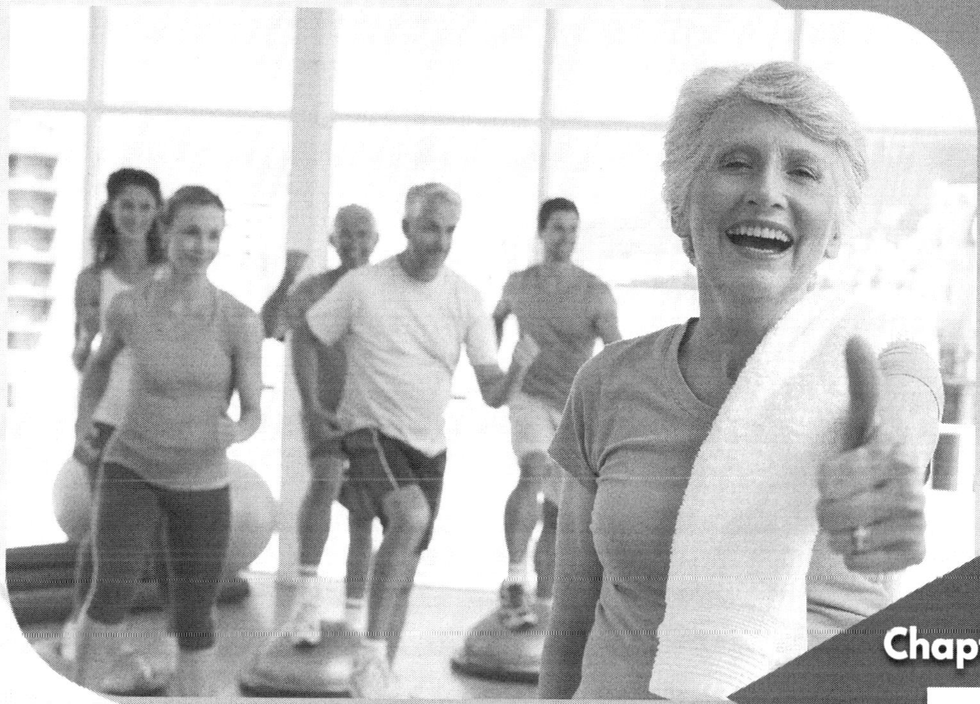

Chapter 7

老人社會參與

- 老人為何要社會參與？
- 老人的友誼與人際關係
- 健康促進思潮下的老人社會參與

前言

2023年11月15日世衛組織（WHO）宣布成立一個新機構—「社會聯繫委員會」（commission on social connection），旨在因應全球四分之一的老年人有社會隔離和孤獨感，對健康和福祉產生嚴重後果，而且全球所有區域的比率大致相似；社會隔離和孤獨感，將導致中風、焦慮、失智、憂鬱和自殺的風險更高，委員會將把社會聯繫作爲優先事項，消除這一緊迫的健康威脅。

老年社會學（sociology of aging）是運用社會學的理論和方法，對人的老化之非生理層面進行研究，例如：老化與家庭關係的衝擊、人口老化與社會發展關係、老人休憩娛樂與養生保健、老人的再就業與人力發展等，「老人社會參與」則是晚近極受重視的研究取向。

莎士比亞（William Shakespeare, 1564-1616）於1599年創作著名喜劇「皆大歡喜」（As You Like It）：「整個世界是個舞台。所有的人都是演員，人人都有登場與退場休息的時刻，每一個人同時扮演著不同的角色。」是的，就藉著莎士比亞的「皆大歡喜」的序曲，將老人的社會參與推向桂冠的殿堂。

基於老人社會參與居於調適老年期困境的關鍵，本章首先廓清老人社會參與的意涵與類別，以及關聯性議題；其次，探討老人的友誼、人際關係；最值得瞭解的是，針對每節論點提出健康促進思潮下的解方，請參考指教。

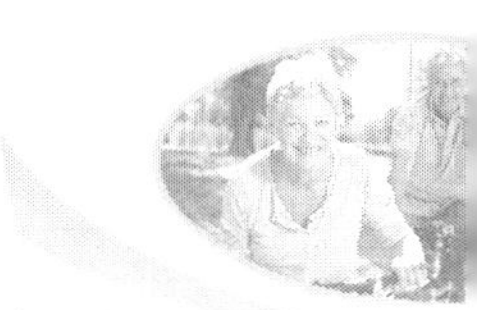

第一節　老人爲何要社會參與？

一、老人社會參與的意義

一般而言，社會（society）是共同生活的人們藉由多元社會關係聯合起來的集合，亦即個體所身處的社會環境；「參與」（participation）則是指涉個人在團體中投注其思想、行爲或其他資源，進而影響到團體，使之產生某些預期結果的相關活動，強調的是一種群體的概念，而非個別性的活動。針對社會參與（social participation）的意義，1997年WHO《雅加達宣言》（Jakarta Declaration）揭示「參與」是持續投入健康老化的必要因素。

世界衛生組織（WHO, 2008）指出社會參與可以採取多種不同形式，包括：向人們提供平衡、客觀的信息；諮詢，以使受影響的社區提供反饋；參與社區或直接與社區合作；在決定的各個方面與受影響的社區合作，包括制定解決方案的替代方案；以及通過確保社區保留對影響其福祉的關鍵決策的最終控制權，來增強能力。

綜合上述觀點，老人社會參與的整體意象在於：邁入中年以後透過參與社會的機會與權利的擁有，以一個動態的概念和行動，自由自主地投入社會各類型的活動，與社會成員互動，能充實生活內涵與品質，從而得到自我實現。

二、老人社會參與的類別

2002年世界衛生組織提出《活躍老化：政策架構》報告書（WHO, 2002），立基於聯合國基本老人人權－獨立、參與、尊嚴、照顧和自我實現的原則，提出活躍老化（active aging）的概念；強調健康促進、社會參與和安全維護三大基礎原則。其中，社會參與原則主張老年社會參與包含：社會經濟、教育文化和宗教活動等。當人們邁入老年時，仍積極參與整個社會的社會、文化、經濟和政治各層面，且在私人的、家庭的、社區的生活範疇中，扮演有酬或無酬的角色。

2022年我國老人狀況調查報告顯示：五十五至六十四歲及六十五歲以上者主要休閒活動以「看電視」（50.99%）爲最多，「戶外活動」（21.99%）次之，「親友聚會」（7.65%）再次之。參與社團活動類型，五十五至六十四歲及六十五歲以上者皆以「宗教類」爲最多，其次爲「志願服務類」（衛生福利部，2024）；可見老人社會參與可歸納爲七個層面：宗教參與、社團參與、休閒參與、學習參與、志願服務、政治參與及職業參與。

據此，鑒於社會參與乃是老年基本人權，普受國際組織關注，並揭露其主要內涵；近年來老人社會參與的範疇廣泛，相關研究也呈現多元而豐富的風貌。老人社會參與的類型可概分爲七類：

1.休閒參與：老年人從事各種動態、靜態活動。例如：體能性、藝術性、益智性、娛樂性、旅遊性、消遣性等活動。

2.社團參與：長者依其興趣、嗜好、能力因素，選擇合宜的團體活動。例如：政治、工業、商業、教育與宗教社團。

3.宗教參與：老人參與各類以宗教信仰爲中心的聚會及組織，祭拜神明、禱告，以期獲得身心靈的安住、恬靜。

4.學習參與：老人的參與學習內容，以讓老人增進健康並增加對未來信心爲主。例如：醫療保健、健康促進、博雅課程、健康飲食烹飪課程、財務規劃、人際關係、3C資訊產品操作技術等。

5.志工參與：在公共或志願團體內，參與貢獻各種不受報酬的服務。例如社會工作、代間教育、諮詢、財稅服務、閱讀指導、社區環境的美化等。

6.就業參與：長者退休後，再轉入職場，繼續貢獻其經驗與智慧。少子高齡化社會型態，填補人力供給缺口，參與再度就業現象勢將越趨明顯。

7.政治參與：指老人從事任何和政治相關的活動。

三、老人社會參與的益處

老人經由持續性的社會參與，可使得生活保持活躍，健康也較爲良好；有助於晚年生活品質的提升，並獲得被愛、受尊重與自我實現等高層次的滿足感。老人的社會生活不但可幫助社會發展，同時也對自己身心有莫大助益，透過社會參與可降低老人的寂寞感，也可協助老人填補空閒，建立自我認同（self-identity）（李瑞金，1996）、減少社會隔離與增加生活充實感（呂寶靜，1996）。

許多研究指出，增加社會活動或擔任有意義的角色，能明顯降低死亡率；缺乏社會參與者死亡率上升1.5倍。不論在社區或機構環境中的老人，有社會參與生活者，會有較高的認知功能（Bassuk, Glass & Berkman, 1999）；經常與朋友接觸的老人可減少失智的發生，從中年到晚年間，若減少社會參與，得到失智症的機率較高。

老人社會活動的參與越多，其人際關係較佳，生活滿意度較高，健康也較爲良好，有助於晚年生活品質的提升。當然，除了健康的獲得之外，助人者在協助他人時會爲己身帶來心理社會的好處，讓人感到更強烈的被愛、受尊重、生命意義，以及存在感與自我實現。

第二節　老人的友誼與人際關係

一、老人友誼關係的意義

「友誼是人生最不可或缺的必需品之一。」亞里斯多德（Aristotle）在《尼各馬可倫理學》（*The Nicomachean Ethics*）如是說。友誼關係（friendship relationship）是兩人或多人間，建立起的一種相互依存而且彼此關懷的平等情誼；也是非正式的社會支持，對老人晚年生活品質具重要影響。研究顯示，朋友對老年人整體生活滿意度的影響，超過家庭或親戚關係的互動。

當中老年晚期來臨，面對生活困境或危機形成壓力時，老人所擁有的社會支持，扮演緩衝角色。社會支持可概分爲「正式」或「非正式」兩種。非正式的社會支持係泛指家人、親屬、朋友鄰居所給予的支持；正式的社會支持則是指機構、社區或社會服務等。非正式的互惠關係是維持老年人身心健康、個人自控力與自主性的重要因素。友誼關係是非正式的社會支持，老年人的友誼多在提供社會支持、照顧陪伴、家庭幫助、交通行動、社會網絡，以及情感的滿足，呈現生理與情感需求的滿足。美國密西根大學心理系曾追蹤一百名退休族老年後的生活狀況，其中對生活最感滿意的退休族，平均有十六名可以依賴的朋友或熟人；不滿意退休生活的，則只有不到十個朋友。

基此，老年友誼關係乃是非正式的社會支持重要一環，扮演著老年面臨特定情況的緩衝器，立基於共同的生活經驗、興趣、共同嗜好活動，或同時擔負著扶養與教育子女的責任而建立的連帶；或住在同一地區或附近、就業等因素，因之而形成的友誼關係；老人友誼關係大體呈現在提供社會支持、照顧陪伴、家庭幫助、交通行動、社會網絡，以及情感的滿足。

二、老人友誼關係的類型

美國哈佛大學一項長達八十年的研究指出，良好、緊密的人際關係，其實比財產、名聲更重要，也是幸福人生的關鍵。友誼關係是所有親密關係中最自願性、最非預先決定的，亦為老年期取得自己與人際、社會間聯繫，創造人際關係無形資產，不可或缺一環。友誼有許多種類型，亞里斯多德（Aristotle）即曾區分三種友誼：道義之交、快樂之交、利益之交；在中國亦有：君子之交、小人之交、友直、友諒、多聞之友、刎頸之交等（黃藿，2000）。

有關友誼與晚年生活安適感的研究中發現，友誼的支持能幫助老年人調適壓力環境並達到自我認同感；從資源交換的觀點而言，老年友誼可被視為是人際間，彼此間相互酬賞的交換；可概分為情感的支持與陪伴、工具性支持、自我價值的再確認等三類。通常人際交換包含：愛、地位、資訊、服務、物品和金錢六種資源，朋友最常交換的資源則是愛、地位、資訊和服務。

美國心理學家Judith Viorst在《必要的喪失》（*Necessary Losses*）一書中（吳春玲、江濱譯，2012），提出六種友誼的類型：便利之交、志趣之交、昔日之交、萍水之交、忘年之交、知己之交。呂寶靜（2000）的一項研究結果顯示，朋友的關係類型以同事居首，其次是鄰居。

綜括而言，老年朋友所提供的支持類型，可概分為：

1.情感的支持與陪伴：這是朋友最常提供的支持類型。藉由情感上的親密性和相互作伴，給予建議和慰藉來提供情緒支持。
2.工具性支持：生活中行動運輸的支援。如購物、家庭雜事、交通接送、生病或緊急時候的跑腿。
3.自我價值的再確認：朋友可提供自我的測試和價值的再確認。經由與朋友的互動，使長者自己覺得有價值、被喜歡和被需要，遠離負面的自我評價。

三、老人的人際關係

(一)老人人際關係的意義

人際關係（interpersonal relationships）一詞通常被泛指社會人群之中，因交往而構成的相互依存和相互聯繫的社會關係；社會心理學中則指稱是人與人之間的心理距離與行爲傾向；涉及手足關係、朋友關係、同學關係、師生關係、代間關係、同儕，以及領導與被領導關係等。

二十世紀九〇年代研究關係的科學開始發展，稱爲「關係科學」（relationship science）。老年人際關係意味著在晚年生活活動過程中，所建立的一種社會關係；並對長者的心理產生影響，形成某種距離感。依據人在人際互動中心靈開放的程度，可把人際關係概分爲：孤島型、儀式型、社交型、嗜好型、心理遊戲型等，可資參考。

(二)老人人際關係與身心健康

◆良好的人際關係有助老年生活健康又長壽

許多研究結果發現，人際關係與生理健康有正相關。柏克萊大學與

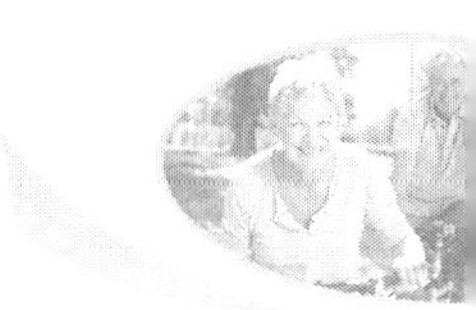

耶魯大學的研究指出，社會孤立者較容易產生癌症、呼吸系統疾病、循環系統疾病、心臟血管疾病等，且也較容易發生意外；另外，也有一些研究發現有社會支持系統的人其壽命較長，死亡率也較低。

另外，哈佛大學Thomas Grace研究約三千名的美國老人，調查他們的社交活動與健康的影響，發現花較多時間社交的老人，比起很少跟別人來往或根本不跟人來往的老人，長壽的可能性增多20%；同時另一項長達八十年的研究指出：擁有好朋友比擁有財富更幸福。研究顯示，當老年時期對某些事情呈現焦慮緊張或感到有壓力時，社會支持顯得格外重要，並與個人的生理健康有影響。

◆合宜的人際互動與心理健康有關，並促進健康老化

健康老化是發展和保持使老年人健康的功能能力的過程。許多研究指出，老人的社會支持越多，心理調適的能力，如生活滿意度、情緒、人際互動等就越好；有社會連結者其手術後所需的止痛劑量會較少，且較快痊癒。

有文獻指出，跟他人保持接觸能降低焦慮，並減少壓力荷爾蒙釋放到體內的量；因爲壓力荷爾蒙會提高心臟病、糖尿病、阿茲海默症以及其他的生理疾病的發生率。另外，有關研究指出，社會聯繫的減少，會導致孤寂與不安感的出現，進而提高老年憂鬱症的比例，更會減少老年人的壽命。是以，合宜的人際互動與健康老化關係密切。

第三節　健康促進思潮下的老人社會參與

一、老人社會參與的正向建構

多年以來，聯合國世界衛生組織、亞太公共衛生學術聯盟（APACPH）等衆多國際組織，莫不關注中老年人的社會參與行爲與健康老化的關係；WHO「2021-2030年健康老化十年行動計畫」（Decade of Healthy Aging 2021-2030）中，即揭示老年人能繼續個人和專業的發展，被包容，參與社區活動並爲社區做出貢獻，同時又能維持自己的自主權、尊嚴、健康和福祉。

目前臺灣地區在拓展老人社會參與方面，衛生福利部國民健康署2018年《健康促進工作手冊》，從生命週期營造全場域健康促進的支持性環境；諸如：設置社區關懷據點、老人文康（活動）中心、老人福利服務中心、樂齡學習中心、樂齡大學、長青學苑、松年大學……等，提供動靜多元的活動與研習課程，讓長輩自己成爲志工、成立社團，使長輩可就近參加。

其次，民間機構亦扮演各種富含健康促進意義活動的推手，例如：弘道老人福利基金會推動的高齡活動「挑戰八十、超越千里——不老騎士的環臺活動」、「樂齡好漾——阿公阿嬤健康活力Show」，除了有健康操、創意戲劇、有氧舞蹈，透過表演舞台，激發長輩走出來，並有追求的目標；還有北、高兩市傳承大使、銀髮貴人等。積極鼓勵長輩走出家庭，增進健康，肯定自我，充實長者精神生活品質，擴及不同種類的社會參與，希冀對老人產生不同的意義與助益，充分享受健康快樂的生活。

究竟哪些活動是符合健康促進理念的老人社會參與？謹將符應健康促進思潮下的老人社會參與活動，在各個範疇較具代表性者，臚列要者，以收拋磚引玉之效。

(一)啓動就業第二春

日本柏崎市老人打破界限，愈老工作愈快樂。一間二十四坪的店面創造一年一千萬日幣的營業額，重要的是員工全是六十五歲以上的長輩。誰說老人無用呢？另外，日本東京都「巢鴉地藏通商店街」（クロウズネスト地藏通り店）的經營型態，員工亦是全僱用高齡長者，充滿無礙、暢行、敬老、親老等對高齡者友善的多維健康促進元素。巢鴨地區特殊的商業表現揚名國際，成爲東京重要的觀光景點之一，吸引每年有逾九百萬旅遊者造訪留連。

(二)老人服務老人「老人友愛訪問團」

在日本，老人俱樂部會員中選用大量義工，在經過一定時間訓練後，從事居家服務工作，或由健康的銀髮族老人組成「老人友愛訪問團」，每周定期訪問獨居或臥病老人，以及老夫老妻的家庭。美國銀髮老人「社區志願服務隊」，其服務的方法與項目，只要社區有需要就展開工作，不分晝夜全天候服務。另外，我國長庚養生文化村設立銀髮學園，提供給老人學習以及發揮專長的場所，並且透過社團及有酬工作，老人在文化傳承的過程中，得到自我成長以及自信心。

(三)紅葉部落的「雞」會合作社

由在地串聯黎明向陽園、東華大學社會參與中心、慈濟大學食在永續消費合作社，培育當地老人家爲福利蛋的推動者，並協助建立產銷管道，成立花蓮縣紅葉福利雞蛋生產合作社。執行退休蛋雞陪伴療癒計畫，並引進專業技術，經過長輩細心照顧，原本只是互相陪伴的蛋雞，竟然意外恢復產量，爲長輩們增加收入，找回生活重心。阿公阿媽重溫養雞兒時回憶，每天運動身體、促進活力；學習籌組產銷合作社、販賣雞蛋，補貼小零用錢，發展社區合作經濟。「耕耘雞」、「陪伴雞」和「金雞母」三雞一體的多樣性功能，可謂是「長照陪伴＋動物福利＋微型創業」。

(四)順興里「83市集」

「來看看喔！這裏的東西俗擱大碗！」臺北市文山區順興里別出心裁，里長單連城和團隊發起二手物市集，限滿八十三歲者才能擔任攤位老闆，販售所得用於推動里內長者共餐。長輩一同將社區居民提供的二手物品，做再利用的市集販賣，增加與人之間的互動交流，並和他人分享生命經歷。83市集是物品的流動，也是人間善念和正向力量的流轉，有助老人社會參與的落實。

(五)銀髮族「市民農園」

高雄市於新草衙聚落設立南區銀髮族市民農園，供長輩培養種植興趣，並以有機農作法，培植友善環境蔬菜。農園不但是長輩的運動場、聚會所，也是泡茶、共食、共作的最佳場所；提供四十一塊耕地供長輩施作，規劃每一單位爲七坪。每月定期舉辦食農相關講座、健康議題，也期待加強農園與新草衙在地的連結。有了販售店鋪，又有專人指導，老人家樂於親近大自然，栽種勞動身體；在採收時，老幼一起開心勞動，生活不再單調。

(六)「不老夢想」宅急便

弘道老人福利基金會自1995年成立以來，辦理許多適合長者身心、代間和諧方案。例如：「不老夢想，圓夢列車計畫」系列活動，爲長輩紀錄人生，留下精采的生命相簿；2007年第一屆不老騎士歐兜麥環臺行動；2012年推出的「不老騎士」紀錄片；以及「不老騎士」、「騎遇福爾摩沙FORMOSA」、「900環島活動」、「不老明星夢」、「老仙角戰鼓隊」、「不老水手」、「不老名人模仿秀」、「不老技藝」、「不老婚紗夢」、「不老伸展台」、「仙角百老匯」等，透過不老計畫，一圓長者一生夢想。

二、老人友誼關係的合宜發展

基於對老人友誼關係的意義以及類型的理解，交友圈是中老年人生活不可或缺的重要資源；問題是要如何結交新朋友，並進一步建立健康的友誼網絡呢？在健康促進思潮下，老年人建立穩固的友誼關係系統，除與親人、子女維持密切的往來與相互的依存外，自宜結交經歷相近、年齡相仿、話題相投的老友，以減輕孤獨寂寞，增添晚年生活的情趣。歸納言之，健康促進的老人友誼關係的可從以下三條路徑推進：

(一)合宜適度的持續退休前既有工作場域舊識的互動關係

離開職場並不是全然的撤退一切關係。經由多年工作環境中所建立的工作夥伴，既是同事，也是朋友。彼此在長年累月凝聚的共識與瞭解，並不會因離退而立即割斷。若能避除偏狹認知，誤認扮演工作角色的離開，就是一切關係的停止；積極的態度是，轉而主動去參加退休人員聚會活動，持續人際互動，則是較易建立起友誼的捷徑，爲老友關係增溫。

(二)適當地參與社會活動，搭建自己與人際、社會的聯繫

的確，社會疏離性增加、喪失生活目的、挑戰傳統價值及文化遺產等，會對健康造成負面影響；「2021-2030年健康老化十年行動計畫」強調，老年人應繼續參與和成爲家庭與社區組成部分。McClusky（1971）提出老人「超越的需求」是重視在生命漸趨終點時，會從事內省式的思考，力求自我生命的統整與超越。此時，若能適當地參與社會活動，可在活動過程中，取得自己與社會的聯繫，創造新的人際關係，獲得友誼之手的召喚與溫馨安適的擁抱。

(三)運用終身學習機構介面，去掌握建立新朋友網絡的資源

學習有助於引發民衆的參與，獲得教育及資訊是達到有效參與，以及增強社區與個人能力的必要因素。許多研究顯示，新銀髮族偏愛從事學習活動；參與學習活動有助成功老化。臺灣地區可供長者終身學習管道，包括長青學苑、老人大學、社區大學、社區多功能學習中心等。近年來，兼富教育、休閒、社交和旅遊的「高齡旅遊學習方案」風潮興起，更將觸角延伸至世界各地，交友圈拓展至全球各個角落，令人印象深刻。

三、老人孤獨寂寞的有效解方

「孤獨感」（loneliness）是一種主觀上孤單寂寞的感覺，在實際擁有的社會關係品質、想要的社會關係品質間，一旦出現落差，就感到的主觀痛苦。世界衛生組織認定孤獨是本世紀的最重大的健康挑戰，已是急迫的全球公共衛生健康問題。日本2024年4月1日正式施行《孤

獨與孤立對策促進法》。韓國於2020年3月公布《孤獨死亡預防及管理法》。澳洲心理學會2018年提出「人類聯繫的力量」（power of human connection）運動。

越來越多研究顯示，孤獨會提高壓力荷爾蒙，造成身體發炎症狀，增加罹患心臟病、關節炎、糖尿病、失智症的機率。另外，孤獨也與憂鬱、焦慮、甚至自殺有高度關聯。根據全世界一百多個國家的分析，孤寂．孤立在高齡族群的盛行率高達二成，也就是每五位長者有一人會感到孤獨與孤立，進而會造成他們認知功能衰退、衰弱、失能、罹患心血管疾病、影響自律神經、引起發炎反應，嚴重會發生血栓。根據美國加州大學聖地牙哥分校精神疾病學的研究指出，人生二十多歲、五十歲和八十歲是最容易感覺寂寞的年齡，而寂寞對生理和心理的影響，隨年齡增加也會加大。

基於理解孤獨對健康的影響，在健康促進思潮下，孤獨本身便是一門藝術，老人孤獨寂寞的有效解方，可從以下三條路徑取得：

(一)參與社區孤獨處方箋活動，獲得消除孤獨的網絡

安全互助型的社區支持網絡，是孤獨者最容易取得的資源。老人福利推動聯盟於2022年首度推展「孤獨處方箋暨社區共好」實驗計畫，至今已培力二十個合作社區；所謂「獨老處方箋」是由社區提出獨居老人名冊，接受UCLA「孤獨量表」評估，再透過「客廳即據點」構想，在十七個社區培訓超過二百八十名志工，包括引入社區內民間團體資源，帶長者參與社區活動或創意課程，又或者是到宅問安與電話關懷，降低長者的孤獨感。

「孤獨處方箋」則是讓有能力的長輩，去帶需要幫助的長輩，將志工定位為「幸福好朋友」。好朋友就是要一起玩、互相作伴，帶來正向的、快樂的資訊。由於年紀愈大愈難交朋友，生活封閉的高齡者就更困

難。孤獨處方箋就是用孤獨來解決孤獨，先將社區中有能力的長輩找出來，透過輔導讓他們的能力獲得再利用，去陪伴需要幫助的獨居老人。老盟2025年度持續推展「孤獨處方箋」計畫，邀請各縣市政府推薦符合條件，且有意合作推廣理念之社區，共同研議適合在地獨居長者的「處方箋」，為獨居長者常見問題提出解方，建立安全互助型的社區支持網絡。

(二)風簷展書讀：長者閱讀多樣而豐富的作品，促進長壽與自由思考

「獨處是寂寞的良藥。」美國詩人瑪麗安．穆爾（Marianne Moore）如是說。「書籍」成為一個溫暖的避風港，幫助我們理解、接納孤獨，並找到情緒的解藥。閱讀書籍可創造認知參與，幫助改善詞彙、思考技巧和注意力，還可以影響同理心、社交感知和情緒，這些益處能夠延長壽命。美國耶魯大學研究人員對3,635名年齡五十歲以上的長者進行調查，發現每天看書三十分鐘的人，比沒看書的人平均壽命長二十三個月。

當然，選擇一本具建設性的好書，通常具備以下要素：給生活帶來新的意義；讓我們產生強烈的動力；給我們的生活帶來改變；拓展社交朋友圈；提升口語表達能力（尤其是長者陪讀）；培養自信心。進而讓長者心態年輕，讓智慧升級，為經驗加值，幫情緒調整。另外，「閱讀社群化」的現象相當顯著，讀「臉書」也是「讀書」，與熟齡讀者關係更加密切。LINE也是一大閱讀媒體，彼此轉傳心靈雞湯、笑話、奇人奇事等文章、影音，許多是自抖音存取下的，這也是長者一個重要的閱讀管道。

(三)兩個針對老年孤獨的解方：養寵物、園藝治療

2023年《美國醫學會雜誌》（JAMA）的報告發現，緩解孤獨寂寞的解藥：寵物及園藝治療。寵物治療不只是美國，在臺灣的許多醫學中心都有寵物治療的模式，在忙碌的社會中，如果沒有親人可以互動，養寵物是方法之一。爲消除老年人的孤獨寂寞，日本企業界也研發會撒嬌的玩具貓、會笑的機器海豹、會滴眼淚的娃娃等，具有療癒作用的玩具。研究指出，年長者養寵物，不僅能緩解寂寞感、降低憂鬱症狀評分，還能預防認知能力下降，其中在「語言記憶」有進步現象。而且養寵物超過五年以上，體力更好、BMI普遍較低，而慢性病如糖尿病、高血壓的發病率也下降。

園藝治療（horticultural therapy）是一種低技術（low tech）高報酬（high rewards）的技術；利用植物或園藝活動之有目的性的結構性活動，藉以增進生理、心理、社交、認知意識，以及經濟上的益處，稱之爲福祉效益。近年來被發現效果良好，最大的特色，就是運用的媒材：植物，是個生命體，在照顧植物的過程中，讓人體會要細心呵護，並隨著生命的變化如發芽、新葉、花開、花落的生生不息的過程；從照護植物呵護生命，可以釋放壓力及提高腦內多巴胺、增加幸福感。衛福部桃園療養院把園藝治療做爲重要的治療之一，並成立「幸福園藝工作坊」。

資源宅急便

1.教育部樂齡學習網：http://moe.senioredu.moe.gov.tw/

2.教育部終身教育司《樂齡學習系列教材6—社會參與（更新版）》：https://moe.senioredu.moe.gov.tw/Home/Learning?side_nav=About-4

3.衛福部社會及家庭署—社會參與：https://www.sfaa.gov.tw/SFAA/Pages/List.aspx?nodeid=396

4.揚生慈善基金會／揚生60館：http://www.ysfoundation.org.tw/report.aspx

5.智樂活（爲退休的您提供多元活動社群）：https://www.funaging.com/

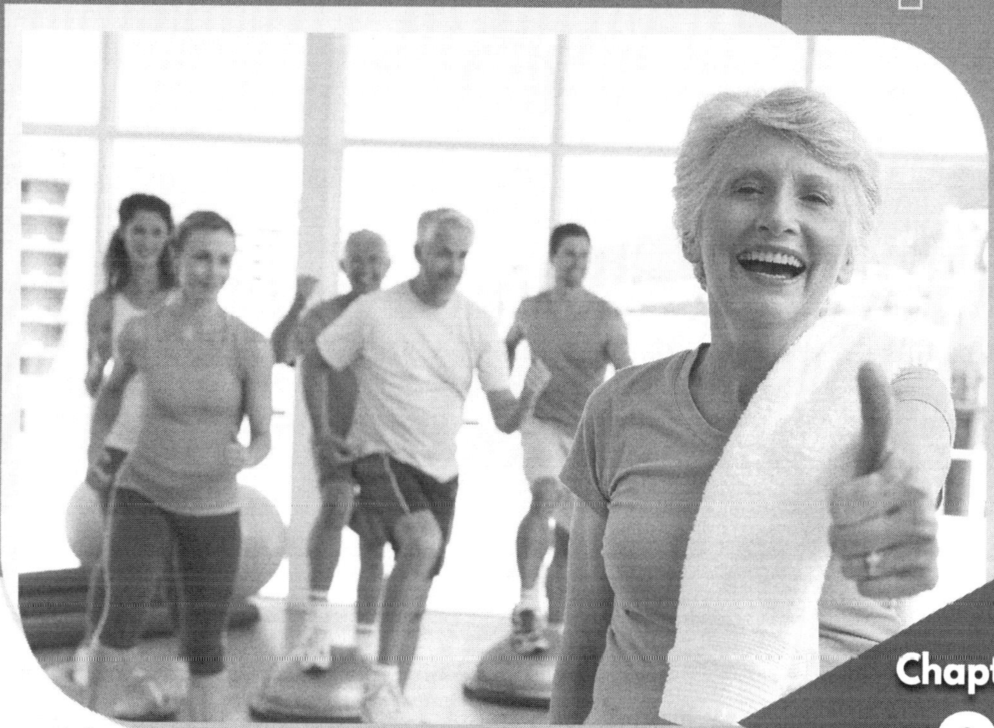

Chapter 8

老人預防保健及篩檢服務

- 全球健康重大威脅的慢性病
- 我國老人預防保健相關計畫
- 健康促進思潮下老人預防保健照步來

前言

健康不能等。當世界衛生組織《2024世界衛生統計》（WHO, 2024）指出，四大非傳染疾病爲心血管疾病、癌症、慢性呼吸道疾病、糖尿病；2021年，非傳染性疾病（慢性病）導致至少四千三百萬人死亡，占所有非傳染性疾病過早死亡的80%，影響全球健康重大威脅的慢性病，豈能輕忽。

慢性病（chronic diseases）是一種持續時間較長且通常進展緩慢的疾病。所謂：發現、篩檢和治療非傳染性疾病，以及提供姑息治療，是應對非傳染性疾病的關鍵內容。臺灣面臨戰後嬰兒潮的老化狀態，由於老化與慢性病是一體的兩面，人口快速老化，多重共病人數攀高。對照我國衛生福利部統計2023年國人主要十大死因爲：(1)惡性腫瘤（癌症）。(2)心臟疾病。(3)肺炎（COVID-19）。(4)腦血管疾病。(5)糖尿病。(6)嚴重特殊傳染性肺炎。(7)高血壓性疾病。(8)事故傷害。(9)慢性下呼吸道疾病。(10)腎炎、腎病症候群及腎病變，顯得特別有意義。

的確，管理慢性疾病的關鍵是早期診斷、有效的治療計畫和持續監察；預防保健及健康生活型態，是慢性病照護的源頭管理。令人好奇的是，近年來國際組織的研究成果，揭露了哪些慢性疾病項目？而我國近年來國人主要十大死因「九項全是慢性病」，且多集中在五十五歲以上高齡族群的事實，對老人產生何種危機？我國又有何種老人預防保健相關計畫，健康促進思潮下老人預防保健與檢測具體行動如何？將在本章中，深入淺出，逐項說明。

第一節　全球健康重大威脅的慢性病

「年老並不一定意味著健康狀況不良。」世界衛生組織（WHO）2016年《關於老齡化與健康的全球報告》（*World Report on Ageing and Health*）中如此表示。老年人面臨的許多健康問題都與慢性疾病有關，特別是非傳染性疾病。這些疾病中的大多數可以通過採取健康行為而預防或延緩發生；而其他健康問題尤其是在儘早發現的情況下，也可以得到有效控制。

一、認識慢性病及其現況

(一)慢性病的意義與影響

◆慢性病的意義與特性

非傳染性疾病是全球死亡和殘疾的主要原因。非傳染性疾病也稱為慢性病（chronic condition），往往持續時間較長，是遺傳、生理、環境和行為因素共同作用的結果。在醫學上，慢性疾病與急性病不同；通常是非感染性疾病，這些疾病不會感染到另外的人。

根據世界衛生組織（WHO）的定義，慢性疾病是指持續時間較長，而且病情發展較慢的疾病；美國國家衛生統計中心則將其定義為持續超過三個月的病症，又或者是因病或先天造成的永久性傷害。2021年國民健康訪問調查結果報告（衛福部國健署，2024）：就整體慢性疾病罹病率而言，六十五歲以上國人達85.9%至少罹患一項慢性疾病，64.5%同時罹患兩項以上慢性病，43.5%同時罹患三項以上慢性病。「民國一百一十二年中老年身心社會生活狀況長期追蹤調查結果報告」（衛福部國健署，2025）：六十五歲以上中老年人曾患各項疾病之百分比，由高至低前十名依序爲高血壓（52.5%）、糖尿病（25.8%）、高血脂（24.5%）、白內障（20.6%）、心臟病（19.4%）、關節炎或風濕症（12.3%）、腎臟疾病（7.2%）、癌症或惡性腫瘤（6.2%）、肝膽疾病（5.7%）、痛風（5.5%）。這些疾病通常與老年年齡組有關，慢性疾病可能會發生週期性短暫的緩解，而隨後又復發的情況。

一般而言，慢性疾病經常被用來描述人體各種與健康有關的狀態，具有以下特性：(1)潛伏期長，初期無明顯症狀。(2)無法根治，需長期治療以控制病情。(3)常合併機能不全與殘障，且不可逆。(4)有些病患需長期復健。

◆慢性病的影響

依據世界衛生組織《2024世界衛生統計》（WHO, 2024）統計，2021年，非傳染性疾病導致至少四千三百萬人死亡，相當於全球非大流行相關死亡的80%；有一千八百萬人在七十歲之前死於非傳染性疾病。在這些過早死亡中，82%發生在低收入和中等收入國家。在所有非傳染性疾病死亡中，73%發生在低收入和中等收入國家。

由於慢性病是一種持續或長期的健康狀況或疾病，2021年，在非傳染性疾病死亡中，心血管疾病占比最大，至少引起一千九百萬人死亡，其次是癌症（一千萬人）、慢性呼吸道疾病（四百萬人）和糖尿病（超過兩百萬人，包括糖尿病引起的腎臟疾病死亡人數）。這四類疾病占到所有非傳染性疾病過早死亡的80%。慢性病之預防與治療會影響預後，而疾病控制不當將引發合併症，造成病患永久傷害及增加國家醫療系統之負擔。

(二)國際組織相關行動現況

◆世界衛生組織（World Health Organization, WHO）

世衛組織由一百九十四個會員國組成，共有八千多名專業人士，包括世界一流的醫生、流行病學家、科學家和管理人員等公共衛生專家。共同協調全世界應對突發衛生事件，增進福祉，預防疾病，並擴大人們獲得衛生保健服務的機會。世界衛生大會（WHA）是世衛組織最高級別的決策機構。每年來自各會員國代表出席大會，確定工作重點，並制定全球衛生進展路線圖（WHO, 2025）。

1.預防和控制非傳染性疾病問題：2013年5月27日第六十六屆世界衛生大會，回顧《預防和控制非傳染性疾病問題聯合國大會高級別會議的政治宣言》聯合國大會高級別會議的政治宣言的後續行動，以及EB130.R7號決議要求總幹事以協商的方式，制定世衛組織2013-2020年預防和控制非傳染性疾病全球行動計畫，並回顧WHA65(8)號決定和其中作出的歷史性決定，即決定通過一項全球目標，到2025年將非傳染性疾病導致的過早死亡率降低25%。

2.「2014年全球非傳染性疾病報告（NCD）」：本報告提出一整套有時間限制的到2025年要實現的九個自願性全球目標，包括減少有害使用酒精、身體活動不足、食鹽／鈉攝入量、菸草使用和高血壓，遏制糖尿病和肥胖的上升，以及提高預防心臟病、腦猝死的措施覆蓋率，並使管理非傳染性疾病的技術、基本藥物更可獲得與負擔。將「心血管疾病、癌症、糖尿病及慢性呼吸道疾病之死亡率減少25%」，列爲2025年所需要達成之目標。

3.延長《預防和控制非傳染性疾病全球行動計畫》：2019年世界衛生大會將世衛組織《2013-2020年預防和控制非傳染性疾病全球行

動計畫》延長到2030年，並呼籲制訂2023-2030年實施路線圖，以加快在防控非傳染性疾病領域的進展。該路線圖有助於採取行動，實現對預防和管理非傳染性疾病影響最大的九項全球具體目標。

4.實施性研究在慢性病防控的應用指導：2020年11月8日，本指導是爲選擇和實施全球慢性病預防和控制相關政策，以及干預措施的項目實施者、衛生健康領域的專業人員（包括研究人員），國家衛生政策制定者編寫的。

5.將非傳染性疾病醫療服務，納入人道主義應急行動：2024年2月27日在丹麥哥本哈根，聯合召開一次關於在人道主義緊急情況中，防治非傳染性疾病專題全球高級別技術會議，提供了一個重要平台，有助於分享最佳做法，並大力支持會員國在人道主義應對措施中，提供非傳染性疾病防控服務。

6.2025年至2028年《第十四期總體施政計畫》：優先將氣候變遷與健康納入目標，主要目的是促進氣候調適與減緩，以因應氣候變遷對全球健康、衛生所造成的重大威脅。

7.非傳染性疾病類型、危險因素：2024年12月23日提出非傳染性疾病的主要類型，包括心血管疾病、癌症、慢性呼吸系統疾病，以及糖尿病。發現、篩檢和治療非傳染性疾病，以及提供姑息治療，是應對非傳染性疾病的關鍵內容。非傳染性疾病危險因素有四：(1)行爲危險因素（菸草使用、不健康飲食、有害使用酒精、缺乏身體活動）；(2)代謝性危險因素（血壓升高、超重／肥胖、血糖含量高（包括糖尿病）、血脂異常（包括膽固醇高）；(3)環境危險因素（室內和室外空氣污染是其中最大的問題，約五百六十萬人死於非傳染性疾病）；(4)社會經濟影響（脆弱人群和社會弱勢群體，所患疾病更爲嚴重）。

◆歐洲慢性疾病聯盟（European Chronic Disease Alliance, ECDA）

本聯盟是由十三個歐洲衛生組織組成的聯盟，這些組織擁有共同的利益，即透過影響健康的歐洲政策對抗可預防的慢性疾病。ECDA代表數百萬慢性病患者和超過二十萬名衛生專業人員。因其在歐洲範圍內改善慢性病預防的工作，而榮獲2010年歐洲健康獎（歐洲慢性疾病聯盟，2024）。

1.慢性病聯合行動JA-CHRODIS（2014-2017）和CHRODIS+（2017-2020）：旨在促進在慢性病預防和管理方面已被證明成功的政策和實踐的實施。並推動菸草控制聯合行動（JATC）、減少酒精相關危害聯合行動（JA-RARHA）、營養和身體活動聯合行動（JA-NPA）。
2.「共同健康」歐盟非傳染性疾病倡議：涵蓋2022年至2027年，旨在支持歐盟國家確定和實施有效的政策和行動，以減輕主要非傳染性疾病的負擔並改善公民的健康和福祉。
3.引領時刻：2024年全球非傳染性疾病行動周，回應全球非傳染性疾病行動周（2024年10月15日至22日），歐洲慢性病聯盟（ECDA）強調迫切需要採取果斷行動防治非傳染性疾病（NCD）。2024年主題是「引領時刻」，強調實施有力的政策和策略，以應對日益加重的非傳染性疾病負擔的緊迫性。

另外，在美國還有許多針對慢性疾病設立的非營利組織，包括專注於特定慢性疾病的團體，例如美國糖尿病協會、阿茲海默症協會、克隆氏症和結腸炎基金會；一些專注範圍更廣的團體，主要是對慢性疾病的預防，以及治療作倡議或者研究，例如美國各州慢性疾病主任協會（National Association of Chronic Disease Directors），2015年在俄勒岡州成立的慢性疾病聯盟（Chronic Disease Coalition）、慢性疾病政策及護理聯盟（Chronic Policy Care Alliance）等。

二、老人常見慢性病主題

(一)國人2021-2024主要十大死因

◆2021年國人主要十大死因

依據衛生福利部2022年統計，2021國人主要十大死因，依死亡率排序爲：(1)惡性腫瘤（癌症）。(2)心臟疾病。(3)肺炎。(4)腦血管疾病。(5)糖尿病。(6)高血壓性疾病。(7)事故傷害。(8)慢性下呼吸道疾病。(9)腎炎、腎病症候群及腎病變。(10)慢性肝病及肝硬化。

◆2022國人主要十大死因

依據衛生福利部2023年統計，2022國人主要十大死因，依死亡率排序，包括：(1)惡性腫瘤（癌症）。(2)心臟疾病。(3)嚴重特殊傳染性肺炎（COVID-19）。(4)肺炎。(5)腦血管疾病。(6)糖尿病。(7)高血壓性疾病。(8)事故傷害。(9)慢性下呼吸道疾病。(10)腎炎、腎病症候群及腎病變。與110年相較，癌症及心臟疾病續居前2名；COVID-19由2021年第十九名升至第三名，餘均下降一名。

◆2023年國人主要十大死因

依據衛生福利部2024年統計，2023國人主要十大死因包括：(1)惡性腫瘤（癌症）。(2)心臟疾病。(3)肺炎（COVID-19）。(4)腦血管疾病。(5)糖尿病。(6)嚴重特殊傳染性肺炎。(7)高血壓性疾病。(8)事故傷害。(9)慢性下呼吸道疾病。(10)腎炎、腎病症候群及腎病變。惡性腫瘤、心臟疾病與肺炎居主要死因前三位；COVID-19由第三名降至第六名。

◆2024年國人主要十大死因

依據衛生福利部2025年統計，2024年國人主要十大死因依死亡率排序，包括：(1)惡性腫瘤（癌症）。(2)心臟疾病。(3)肺炎。(4)腦血管疾病。(5)糖尿病。(6)高血壓性疾病。(7)事故傷害。(8)慢性下呼吸道疾病。(9)腎炎、腎病症候群及腎病變。(10)蓄意自我傷害（自殺）。

由以上資料發現：2022年與2021年相較，癌症及心臟疾病續居前兩名；COVID-19由110年第十九名升至第三名，餘均下降一名；2023年惡性腫瘤、心臟疾病與肺炎居主要死因前三位；COVID-19由第三名降至第六名：2024年惡性腫瘤（癌症）、心臟疾病、肺炎仍然居主要死因前三位，COVID-19則由2023年第六名降至第十四名，原第七名以下死因往前推升一名。

(二)老人十大健康危機

◆慢性病的危險因子

慢性病已是現代社會中，常見且嚴重影響國人健康的問題之一；瞭解慢性病的危險因子，是預防保健以及健康生活的關鍵要素。一般而言，包括：(1)不良飲食習慣：高糖、高脂肪、高鹽，以及低纖維的飲食模式，將會大幅提高肥胖、糖尿病和心血管疾病的風險，尤其是長期攝取加工食品和含糖飲料，可能引發慢性發炎反應，進而加速慢性病的發展。(2)身體活動不足：2024年世衛組織警告，全球有十八億人缺少運動，而缺乏運動則會使代謝率下降，進一步造成肥胖問題，並提高罹患心血管疾病的可能性。(3)吸菸：美國心臟協會指出，菸品中的尼古丁會使心率和血壓飆升及降低高密度脂蛋白（好）膽固醇，增加心血管疾病的風險。(4)危害性飲酒：過量飲酒會使血液中的三酸甘油脂上升，引起血壓升高、心律不整等問題，皆會增加後續罹患心血管疾病的風險。

◆老人十大健康危機

當處於超高齡社會，人口老化成爲常態；似乎也意味著預期平均壽命的延長，要面臨更多的挑戰與疾病風險。慢性疾病輕則影響生活品質，重則威脅生命，老年人最容易出現哪些健康問題？茲依據國際組織揭露非傳染性疾病項目、我國近年來國人主要十大死因「九項全是慢性病」，且多集中在五十五歲以上高齡族群的事實，茲將老人十大健康危機分述如下：

1.糖尿病：糖尿病對健康的影響是全面的，病人也較容易併發血管病變。最常見的併發症包括：視網膜病變（是導致成人失明的主要因素）、腎病變、心血管病變。高齡糖尿病人死亡率較同年齡層高2.5倍，其中70%死於心血管疾病，高齡糖尿病人的罹病率也較同年齡層高2~3倍。

2.高血壓：依世界衛生組織的標準，收縮壓在160mmHg，舒張壓在95mmHg 以上，即爲高血壓。台灣2022年下修高血壓診斷標準，與美國一致，均爲130／80毫米汞柱。很多老年人都有高血壓，正因爲太普遍，常被認爲不是什麼大毛病。然而在十大死因中，和高血壓直接有關或密切相關的疾病就占了一半，包括：腦血管病變、心臟疾病、高血壓性疾病、糖尿病以及腎臟病。

3.高血脂：血中膽固醇值異常，也就是俗稱的「血濁」，大多與飲食有關，極少數病例是遺傳基因所致。膽固醇值太高，特別是LDL（壞的膽固醇），容易滲入血管壁中，形成動脈粥狀硬化。根據近年大規模流行病學及前瞻性研究發現，血中總膽固醇值每增加1 mg/dl，冠狀動脈心臟病的危險就會增加2%。只要降低膽固醇，就能減少三分之一的心血管疾病，也能預防中風。根據2017-2020年國民營養健康狀態變遷調查結果顯示，國人三高（糖尿病、高血壓、高血脂）的盛行率，相當於每四人就有一人有高血

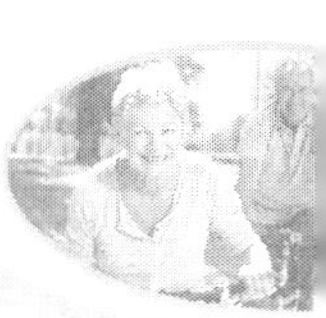

壓或高血脂問題，而隨著年紀增加，風險也越高。

4.心臟疾病：心血管疾病包括冠心病、心臟衰竭等心臟疾病，主要症狀有胸痛、胸悶、呼吸困難等，而患有高血壓、高血脂，以及高血糖的患者，罹患心血管疾病的機率更高。因危及心臟功能運作，一旦發作致死率極高，往往令人防不勝防。國人死於心臟疾病曾連續十六年位居十大死因第一位。若合併計算相關疾病（如腦中風、高血壓等），絕對超過惡性腫瘤，成爲第一號殺手。

5.惡性腫瘤（癌症）：癌症主要是細胞異常增生的疾病，根據細胞增生位置而命名，如肺癌、乳癌、大腸癌等。癌症連續四十五年高居國人十大死因之首位，根據衛福部2023年十大死因統計，超過五萬人因癌症失去性命，有八成七集中於五十五歲以上族群，千萬不能輕忽；六十五歲以上死因以癌症居首，心臟疾病居次。

6.骨質疏鬆症：跌倒最常見的相關傷害是骨質疏鬆性骨折，肌力不足則是跌倒最大元凶。老人骨鬆症與肌少症亦被稱爲「骨鬆肌少症」，兩者關聯性可見一斑。老人家髖關節骨折的年死亡風險可達20%，相當於癌症第二期，不能輕忽。危險因子：女性、年齡超過七十歲、已達更年期或停經、家庭成員有人患骨質疏鬆症、身材和體格特別矮小、鈣質攝取不足、吸菸、飲酒過量、缺乏運動、喝大量咖啡。

7.視力減退：當眼睛內原本清澈透明的水晶體（或稱晶狀體），因疾病或老化變成混濁時，就像相機鏡頭上出現霧氣一般，會阻擋光線通過造成影像模糊。老年人常見的眼睛問題包括老花眼、白內障、青光眼、飛蚊症及老年性黃斑病變，其中以青光眼及黃斑病變影響最大。慢性青光眼會悄悄侵蝕視神經，等到視力降低時，所剩下的視神經通常不到10%。

8.退化性關節炎：退化性關節炎是關節內軟骨的病變，負重關節，膝、髖、脊椎、手等，皆爲好發位置，一般分布不對稱。因關節長期或不當使用而導致軟骨磨損，加上軟骨修復生長緩慢，長期入不敷出，導致關節周邊硬骨、韌帶，也會受其影響，使關節發出發炎、腫脹、疼痛等警訊。臨床以疼痛爲最常見表現，隨著疾病進展，關節可能出現變形，甚至在休息時也會疼痛。

9.失眠：根據臺灣睡眠醫學會的調查，六十五歲以上長輩中有50.8%，每周至少有一次失眠經驗，而27%有慢性失眠問題。年齡越大，越容易失眠，女性失眠比例又高於男性。老人家失眠的原因常常不只一個，長期失眠會造成白天嗜睡、注意力不集中、認知功能與記憶衰退，引發社交與工作困擾、憂鬱與焦慮、身體功能退化、跌倒、意外事故與機構化的風險也提升，失眠會增加死亡率。

10.老年憂鬱症：「民國一百一十二年中老年身心社會生活狀況長期追蹤調查結果報告」調查顯示（衛福部國健署，2025），「有憂鬱」狀況之百分比，隨年齡層越高而遞增，七十五歲以上「有憂鬱」狀況者17.2%；按性別比較，女性「有憂鬱」狀況之百分比爲15.5%，男性爲9.0%，各年齡層女性「有憂鬱」狀況之百分比皆普遍高於男性。六十五歲以上老年憂鬱症患者身體症狀出現非典型症狀，如：認知、功能或睡眠問題，以及食慾不振、疲倦、精神不濟、疼痛等抱怨。老年憂鬱症常被忽視，但對於長者的生活品質、共病症及死亡率，都會有負面影響。目前認爲神經性退化及腦血管疾病，可能會影響腦部進而導致老年憂鬱症。

第二節　我國老人預防保健相關計畫

衛生福利部2017年老人狀況調查報告，長者衰弱情形隨年齡增加而上升，尤以75-79歲功能衰退最爲明顯。2021年國民健康訪問調查結果報告（衛福部國健署，2024）：就整體慢性疾病罹病率而言，六十五歲以上國人達85.9%至少罹患一項慢性疾病，64.5%同時罹患兩項以上慢性病，43.5%同時罹患三項以上慢性病，而慢性疾病會增加功能衰退與失能。面對超高齡浪潮的到來，如何預防及延緩長者失能，讓長者都能享受健康、自主且有尊嚴的晚年生活，老人預防保健相關計畫是當前重要的載體。

一、預防及延緩失能照護計畫

(一)計畫緣起

爲因應人口快速老化及失能、失智人口快速增加所衍生之長期照顧需求，繼長期照顧十年計畫1.0後，已推動長期照顧十年計畫2.0、3.0，除延續長期照顧十年計畫1.0原有之服務項目與對象外，並擴展服務對象與項目，並向前延伸發展預防照護服務。

衛福部自2017年度起辦理「預防及延緩失能照護計畫」，透過向醫事及相關專業團體徵求照護方案，包含肌力強化運動、生活功能重建訓練、社會參與、口腔保健、膳食營養、認知促進等單一或複合式方案，並培訓各級師資（包含專業師資、指導員及協助員），巷弄長照站（C據點）（含社區照顧關懷據點、醫事單位或文化健康站）、失智據點、長者健康促進站等，服務全國健康、亞健康、輕中度失能或失智長者，以促進長者健康，預防及延緩其失能與失智。

(二)計畫目的與內容

爲達健康老化的目標，參考世界衛生組織（WHO）長者整合性照護指引（Integrated Care for Older People, ICOPE）理念，以社區爲基礎，發展以人爲中心的整合照護服務模式，提出「長者健康整合式評估」，早期發現長者功能衰退，以延緩衰弱與失能，維持及改善老年人身體功能與心理健康。

衛生福利部結合衛生、醫療、社福體系，以衰弱老人及輕、中度失能（智）者爲主要服務對象，全面布健活化長者身心社會功能社區健康促進網路，研發具實證效益及地方特色之預防延緩失能照護方案，推動預防失能及延緩失智之創新服務，建置具連續性、整合性之社區整體預防照護模式。推動預防延緩失能方案，內容包含：健康飲食、運動、良好健康生活態度與行爲、社會參與、預防保健、慢性病防治等項目，推動預防延緩失能方案等計畫。

(三)計畫實施

臺灣各縣市自2017年7月開始推動「預防及延緩失能照護計畫」，主要是讓長輩就近在社區參與每周一次兩個小時、爲期三個月的課程，課程內容包含肌力強化運動、認知促進、膳食營養、生活功能重建訓練、口腔保健，以及社會參與等六大預防照護主題。

預防延緩失能執行原則：

1.目的：預防長者成爲被照顧者，並增進照顧者生活品質。

2.對象：全臺老年人口並以衰弱老人輕、中度及中度失能（智）者爲優先。

3.服務提供單位：透過醫事及相關專業團體，針對引發失能（智）危險因子，發展預防及延緩失能照護方案及培訓師資人才。

4.基礎六大課程：肌力強化運動、生活功能重建訓練、社會參與、口腔保健、膳食營養及認知促進等。

5.上課頻率：爲期十二周、一周一次、每次兩小時。

6.執行個案評估：依照SOF衰弱評估量表及IADLs評估量表判斷長輩失能及身體狀況，並在課程介入後及結束前進行評估量表（Kihon Checklist），判斷長輩對於課程介入後身體功能狀況是否改善。

7.執行目標：導入適當方案介入，透過指導員的帶領下，預防衰弱老人變成失智或失能個案，並延緩失智或失能老人身體惡化，增加健康餘命。

8.執行地點：失智社區服務據點、C據點（巷弄長照站）中執行此計畫。

(四)計畫成效

1.2017年度「預防及延緩失能照護計畫」，全國二十一縣市特約服務據點統計，據點數850個，服務人次20,323，服務人數17,140，活動對象包含健康／亞健康、衰弱及輕中度失能（智）長者，其中，又以衰弱老人參與率最高（達六成以上）；邁向2018年，布建1,500個特約服務據點。

2.2017年度預算編列13億1,931萬4千元，決算數1億8,554萬9千元，執行率爲14.06%，2018年度預算編列7億5,375萬元，決算數2億9,104萬3千元，執行率爲38.61%，執行成效不佳。

3.自2018年起由社團法人臺灣職能治療學會，承辦國民健康署整合性預防及延緩失能計畫—長者健康服務輔導網絡計畫，主要協助輔導全臺二十二縣市辦理長者健康促進站之推動，以及協助進行方案品質指標之教育訓練。

4.自2020年起推動整合性預防及延緩失能計畫，透過各縣市層級跨局處合作，在全國二十二縣市設置397個長者健康促進站，以社區長者為中心，提供長者整合性評估，服務約3.8萬人；運用預防及延緩失能方案的「動動健康班」，提供多元健康促進課程，營造社區健康促進環境，以漸進的方式提升長者內在及身體能力，也可以預防衰弱及延緩失能，讓長者持續參與社區活動，自主經營老年生活。

5.2022年開始，全臺二十二縣市已有近四千處巷弄長照站、失智據點、長者健康促進站、文化健康站等各類型預防及延緩失能服務社區據點，開班情況也更有彈性及多元，期待更多年長者，可以藉由一些簡單的課程來預防失能或失智，以及延緩其惡化。

6.截至2023年底，統計約有三十三萬名長者於社區據點參加方案課程，並接受ICOPE功能評估，尤其是長者於接受方案介入後，功能異常項目數量比率下降，健康長者比例增加4.3%。

7.2024年全國推出三十八個全新的預防及延緩失能照護方案，加上過去推行的二百三十五個方案，總計達二百七十三個方案，可供社區自由、彈性選擇應用。

8.2025年有二百五十九個各具特色的可使用方案（衛生福利部，2025）。

二、我國「長者整合性照護指引」篩檢（ICOPE）計畫

為達健康老化的目標，世界衛生組織（WHO）先後公布2019年（第一版）、2024年（第二版）《長者整合照護指南》（*Integrated Care for Older People Guidelines,* ICOPE），以社區爲基礎，發展以人爲中心的整合照護服務模式，提出長者健康整合式評估，早期發現長者功能衰退，以延緩衰弱與失能，維持及改善老年人身體功能與心理健康。「長者健康整合式評估」包含認知功能、行動能力、營養、視力、聽力、憂鬱等六大項目。

(一)世界衛生組織《長者整合照護指南》

1.《長者整合照護指南：以人爲本的初級保健評估與途徑指引》（第一版）：ICOPE手冊的第一版透過提供遵循護理路徑的互動式逐步方法，幫助包括社區在內的初級保健中實施ICOPE。以社區爲基礎，發展以人爲中心的整合照護服務模式，提出「長者健康整合式評估」，早期發現長者功能衰退，以延緩衰弱與失能，維持及改善老年人身體功能與心理健康。

2.《長者整合照護指南：以人爲本的初級保健評估與途徑指引》（第二版）：ICOPE手冊第二版支持醫療保健工作者，將基於證據的建議，在包括社區在內的初級保健中，付諸實踐。手冊描述了適合當地情況的實用護理途徑，以發現內在能力的下降，確定社會護理和支持需求，並制定個性化的護理計畫。

(二)衛福部國健署「長者整合性照護」指引篩檢（ICOPE）計畫

◆計畫緣起

源於我國人口結構快速高齡化及罹患慢性病，可能導致長者身體功能出現失能、失智等健康問題，將對國家長照體系帶來沉重負擔，國民健康署以預防及延緩長者失能爲政策規劃方向，早期給予長者功能評估、據以提供個人化之健康管理建議，及轉介符合長者需求之介入資源爲首要工作，自2021年10月起辦理「預防及延緩失能之長者功能評估服務試辦計畫」（五年期），篩檢計畫一年預算一億元，招募醫療院所及縣市衛生單位，提供長者功能評估之專業服務。

◆計畫目標

依 ICOPE長者功能評估量表提供長者功能評估服務，依評估結果給予健康管理建議，轉介醫療照護或社區據點資源（如：長者健康促進站、社區營養推廣中心、C級巷弄長照站等）。

◆計畫目的與內容

長者功能評估服務運用世界衛生組織（WHO）長者整合性照護評估指引（ICOPE），並結合美國醫療照護改善研究機構（IHI）之4M（what matters、medication、mentation、mobility）架構，提供社區長者「認知功能、行動能力、營養、聽力、視力、憂鬱情形、用藥及生活目標」共八大面向之整合性評估，依評估結果給予衛教建議、改善方案、轉介服務，協助長者運用社區相關資源進行自我健康管理，以達預防及延緩失能之目的。

◆計畫實施

1.服務對象：符合以下條件之民衆，當年度可接受評估服務一次，自述有慢性疾病之六十五至七十四歲民衆（原住民提早至五十五歲）及七十五歲以上民衆。

2.ICOPE長者健康整合式評估服務流程如**圖8-1**。

3.ICOPE提供八大面向評估服務：包括認知功能、行動能力、營養、聽力、視力、憂鬱情形、用藥及生活目標。平時在家中可以透過「長者健康整合式評估」，瞭解長者是否有健康警訊。

4.社區據點資源查詢：可利用衛福部國健署「長者社區資源整合運

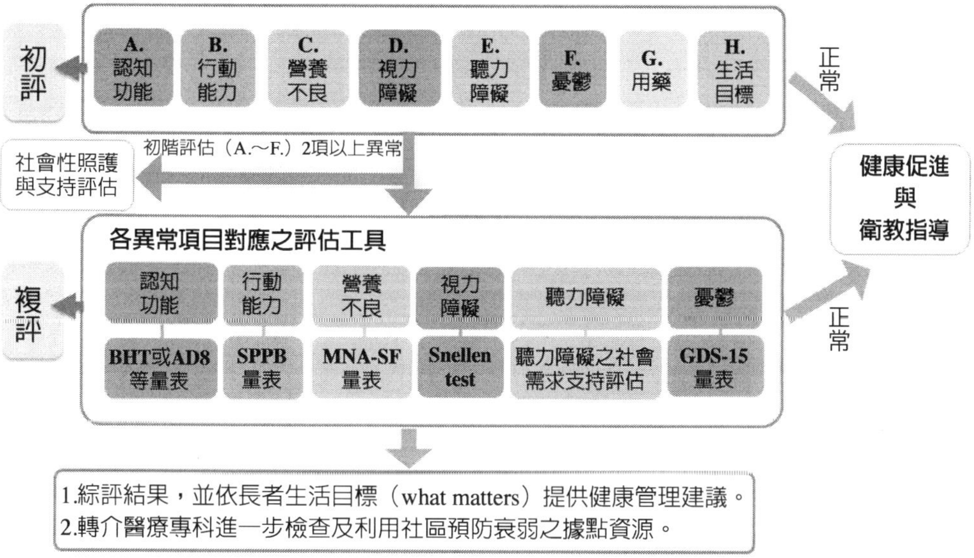

圖8-1　ICOPE服務流程——初評、複評健康管理建議

資料來源：衛福部國健署（2021：4）。

用平台」（網址爲 https://healthhub.hpa.gov.tw/），查詢社區據點資訊及位置，據點服務類型包括：運動、居家安全與防跌、高齡營養、失智及高齡友善、慢性疾病管理、預防保健、交通、社會參與、福利及補助等。

◆實施情形

1.國健署試辦招募約四百六十家院所試辦，由專業人員提供長者前述八大功能評估，服務約7.7萬人，結果發現約1.2萬人有至少一項功能異常，其中以行動、認知及視力異常較多，分別占總服務人數之7.6%、4.1%、3.3%。

2.2024台灣ICOPE評估機構累計九百四十八家，2021年篩檢三萬人、2022年篩檢8.3萬人、2023年篩檢22.7萬人，尚能達成原先篩檢目標。

3.ICOPE評估過程繁複，2024年計培訓兩千位篩檢服務人員，在完成受訓後，適時接手。

4.近三年以來，共計篩檢三十四萬人，還不到臺灣現今老年人口中的一成。

第三節　健康促進思潮下老人預防保健照步來

我國老年疾病預防與健康促進之重點，在於教導民眾老人疾病防治相關知識，減少危險因子，進而建立健康生活型態，以維護老年人身體健康並達到成功老化之目標。基於第一節、第二節有關揭露全球健康重大威脅的慢性病意義與影響之瞭解、國際組織相對應的行動現況、國人主要十大死因，以及老人慢性病的危險因子所造成的老人十大健康危機之現況，提出健康促進思潮下老人預防保健照步來之道。

一、老人預防保健基本功

二十一世紀的老年人健康照護目標重點在於「創新」、「整合」與「品質」，更強調健康促進、疾病預防和高危險群管理。依疾病自然史與三段五級模式—慢性病照護架構（如**圖8-2**）；初段預防主要工作爲健康指導和衛生宣導，次段預防爲健康檢查、異常個案轉介與追蹤，末段預防爲評估、通報、長期照護轉介及管理。是以，健康促進思潮下，依三段五級模式老人預防保健基本功，側重第一至三級個人化風險評估與健康管理：

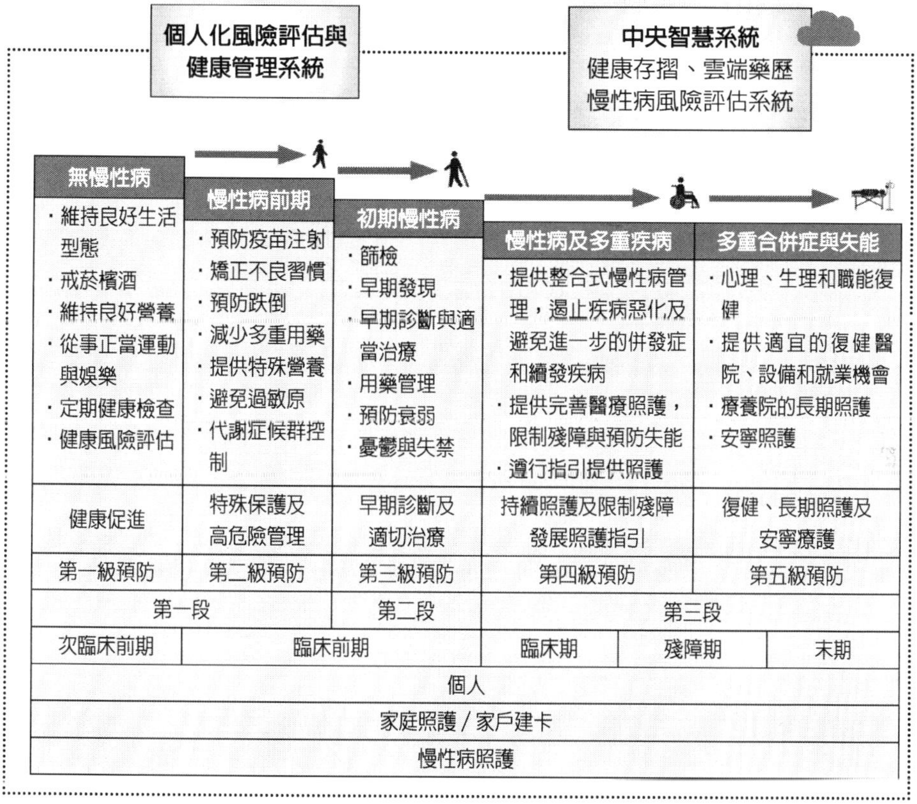
個人化風險評估與健康管理系統
中央智慧系統
健康存摺、雲端藥歷
慢性病風險評估系統
無慢性病
·維持良好生活型態
·戒菸檳酒
·維持良好營養
·從事正當運動與娛樂
·定期健康檢查
·健康風險評估
慢性病前期
·預防疫苗注射
·矯正不良習慣
·預防跌倒
·減少多重用藥
·提供特殊營養
·避免過敏原
·代謝症候群控制
初期慢性病
·篩檢
·早期發現
·早期診斷與適當治療
·用藥管理
·預防衰弱
·憂鬱與失禁
慢性病及多重疾病
·提供整合式慢性病管理，遏止疾病惡化及避免進一步的併發症和續發疾病
·提供完善醫療照護，限制殘障與預防失能
·遵行指引提供照護
多重合併症與失能
·心理、生理和職能復健
·提供適宜的復健醫院、設備和就業機會
·療養院的長期照護
·安寧照護
健康促進
特殊保護及高危險管理
早期診斷及適切治療
持續照護及限制殘障發展照護指引
復健、長期照護及安寧療護
第一級預防
第二級預防
第三級預防
第四級預防
第五級預防
第一段
第二段
第三段
次臨床前期
臨床前期
臨床期
殘障期
末期
個人
家庭照護 / 家戶建卡
慢性病照護

圖8-2　慢性病照護架構

資料來源：賈淑麗、邱紋絹、陳潤秋（2018：6）。

(一)自覺理解「三段五級模式」做好預防個人化風險評估與健康管理

◆第一段：次臨床前期

1.第一級預防—健康促進（無慢性病）：維持良好生活型態、戒菸檳酒、維持良好營養、從事正當運動與娛樂、定期健康檢查、健康風險評估。

2.第二級預防—特殊保護及高危險管理（慢性病前期）：預防疫苗注射；矯正不良習慣、預防跌倒、減少多重用藥、提供特殊營養、避免過敏原、代謝症候群控制。

◆第二段：臨床前期

第三級預防—早期診斷及適切治療（初期慢性病）：篩檢，早期發現、早期診斷與適當治療，用藥管理，預防衰弱、憂鬱與失禁。

慢性病照護在第一段照護就是維持健康狀態，透過行爲改善將慢性病前期回復至健康狀態，而第二段預防則透過以實證爲基礎的治療及健康活動介入，維持最佳身體狀況，延緩進入多重慢性病或嚴重後遺症。

(二)針對老人十大健康危機，營造健康的生活型態

誠如本章第二節揭露，我國老人十大健康危機（慢性病）爲：糖尿病、高血壓、高血脂、心臟疾病、惡性腫瘤（癌症）、骨質疏鬆症、視力減退、退化性關節炎、失眠、老年憂鬱症。WHO亦指出，全球四大非傳染病（慢性病）爲癌症、心血管疾病、糖尿病、慢性呼吸道疾病。

是以，允宜減少慢性病的危險因子：不良飲食習慣、身體活動不足、吸菸、危害性飲酒等，進而採行健康生活六大步驟（國民健康署，2015）：規律運動、健康飲食、維持正常體重、戒菸、戒檳榔、節制飲酒，老人健康的生活型態包括：健康飲食及運動、避免不良嗜好、防止意外傷害、預防性健康照護行爲（含健康檢查、預防注射、壓力調適、自我實現和建立社會支持網絡等）及避免環境中之危害。

(三)掌握最新可用資源／方案，定期健康檢查

「民國一百一十二年中老年身心社會生活狀況長期追蹤調查結果報告」：五十八歲以上中老年人，過去三年內有接受過任何健康檢查的

百分比爲57.5%，其中女性 57.5%高於男性的57.4%，各年齡層以六十至六十四歲的67.3%最高。在所做過健康檢查的種類中，成人預防保健服務的百分比爲 47.2%（衛福部國健署，2025a）。

可善用政府所辦理的各種健康檢查計畫，例如衛福部自2017年度起辦理「預防及延緩失能照護計畫」，包含：肌力強化運動、生活功能重建訓練、社會參與、口腔保健、膳食營養、認知促進等，單一或複合式方案；衛福部國健署2021年10月起辦理「長者整合性照護」指引篩檢（ICOPE）計畫，依ICOPE長者功能評估量表，提供長者功能評估服務，依評估結果給予健康管理建議，轉介醫療照護或社區據點資源，如：長者健康促進站、社區營養推廣中心、C級巷弄長照站（C據點）等。

亦可透過各場域之健康檢查，如成人預防保健服務、職場勞工健檢、公務人員健檢或自費健檢等；定期追蹤健康檢查，有紅字應儘速至醫療院所進行追蹤。我國自1995年起開始推動成人預防保健服務，提供四十至六十四歲民眾每三年一次；五十五歲以上原住民、罹患小兒麻痺且年在三十五歲以上者、六十五歲以上民眾每年一次成人健康檢查。值得重視的是，自2025年元旦開始，政府提供三十至三十九歲民眾每五年可接受一次免費健康檢查（詳**表8-1**）。服務內容包括身體檢查、血液生化檢查、腎功能檢查及健康諮詢等項目。

另外，健保署2014年9月建置「健康存摺」，提供民眾查詢個人最近三年使用健保的西醫、中醫、牙醫門診資料與住院資料，以及手術資料、用藥紀錄、過敏紀錄、血糖血脂等檢驗檢查結果、影像或病理檢查報告、出院病歷摘要。並跨機關連結預防接種紀錄、器捐或安寧緩和醫療意願、成人預防保健結果與癌症篩檢等。

表8-1　成人預防保健

項目	對象	次數	補助金額	服務項目
成人預防保健880方案	30歲以上未滿40歲	每5年1次	原則每案補助880元（若符合BC肝篩檢資格者，另補助370元／案）	1.基本資料：問卷（疾病史、家族史、服藥史、健康行為、憂鬱檢測等）。 2.身體檢查：一般理學檢查、身高、體重、血壓、身體質量指數（BMI）、腰圍。 3.實驗室檢查： (1)尿液檢查：蛋白質。 (2)腎絲球過濾率（eGFR）計算。 (3)血液生化檢查：GOT、GPT、肌酸酐、血糖、血脂（總膽固醇、三酸甘油酯、高密度脂蛋白膽固醇、低密度脂蛋白膽固醇計算）、尿酸。 (4)B型肝炎表面抗原（HBsAg）及C型肝炎抗體（anti-HCV）：45歲至79歲（原住民40歲至79歲），可搭配成人預防保健服務終身接受1次檢查。 4.健康諮詢：戒菸、節酒、戒檳榔、規律運動（含150分鐘／每周）、維持正常體重、健康飲食（含我的健康餐盤）、事故傷害預防、口腔保健、慢性疾病風險評估、腎病識能衛教指導。
	40歲以上未滿65歲	每3年1次		
	55歲以上原住民、罹患小兒麻痺且年齡在35歲以上者、65歲以上民眾	每年1次		

資料來源：衛福部國健署企劃組，https://www.hpa.gov.tw/Pages/List.aspx?nodeid=189。

二、老人篩檢服務這樣做

WHO2024年統計，全球2021年非傳染性疾病中癌症死亡爲一千萬人，而我國癌症已連續四十四年蟬聯國人十大死因之首，亦爲老人十大健康危機。衛福部國健署於2010年起開辦「大腸癌、乳癌、子宮頸癌、口腔癌」等四癌公費篩檢，符合條件者免掛號、免收費，只需健保卡，即可至各地健保特約醫療院所接受定期篩檢。2022年7月起，針對肺癌高風險族群提供免費「低劑量電腦斷層」（LDCT）篩檢。2025年起，新增三十五歲、四十五歲及六十五歲女性人類乳突病毒（HPV）檢測服務。2026年起胃癌成為「第六癌篩檢」，四十五至七十九歲終身可免費接受一次胃幽門桿菌檢查（**表8-2**）。另有縣市政府額外補助（或自辦）健檢項目，只要符合資格的民衆，都可接受免費的定期癌症篩檢，以期早期發現、早期治療。

民衆可利用健保快易通APP查詢前次檢查時間，確定是否符合篩檢資格；若符合資格者，可透過全國癌症篩檢活動暨醫療院所資訊查詢網站進行查詢https://escreening.hpa.gov.tw/Home，並攜帶健保卡到醫療院所接受篩檢服務。

表8-2　癌症篩檢

項目	內容說明	檢查項目	每案補助費用
乳癌	40-74歲之婦女，每2年1次乳房X光攝影檢查。	乳房攝影	1,245元
子宮頸癌	‧25歲至29歲婦女，每3年1次檢查。 ‧30歲以上婦女，建議每3年至少做1次子宮頸抹片檢查。	子宮頸抹片檢查	630元
	婦女人類乳突病毒檢測服務：35歲、45歲、65歲婦女，當年齡1次。	人類乳突病毒（HPV）檢測	1,400元
大腸癌	‧45-74歲，每2年1次糞便潛血檢查。 ‧40-44歲有家族史，其父母、子女或兄弟姊妹經診斷為大腸癌者，每2年1次糞便潛血檢查。	糞便潛血檢查	400元
口腔癌	30歲以上嚼檳榔（含已戒）或吸菸民衆、18歲以上有嚼檳榔（含已戒）原住民。	口腔黏膜檢查	250元
肺癌	‧45-74歲男性及40-74歲女性有家族史，其父母、子女或兄弟姊妹經診斷為肺癌之民衆。 ‧50-74歲重度吸菸者吸菸史達20包／年以上。 每2年1次低劑量電腦斷層（LDCT）。	低劑量電腦斷層掃描（LDCT）檢查	4,000元
胃癌	2026年胃癌納入公費癌症篩檢項目，年齡介於45至79歲民衆，終生可進行一次幽門螺旋桿菌篩檢。	幽門螺旋桿菌糞便抗原檢測	

資料來源：作者整理；衛福部國健署癌症防治組（2024）。

三、老人慢性病管理檢測

(一)老人慢性病預防與管理的關鍵因素：健康飲食、規律運動、有效壓力管理、充足睡眠、避免有害物質攝入和合宜的社交互動

這些要素的融合，不僅可以預防和治療許多慢性疾病，還能降低心血管疾病風險、增強免疫力和心肺功能、提升心理健康和生活品質。健保署2025年實施「地區醫院全人全社區照護計畫」，該計畫訂戒菸、戒酒、改善飲食、運動習慣、促進睡眠、減少壓力、增加社會連結等七大生活習慣評估量表。據此，列舉老人日常生活行動七大要項：(1)拒菸草、檳榔、限酒。(2)維持健康體位。(3)規律運動的習慣。(4)有計畫地攝取蔬果五穀，減少紅肉和加工肉品。(5)選擇足夠卡路里的食物，並且少鹽、少油。(6)適度補充營養補充品。(7)定期接受篩檢、追蹤。

(二)老人慢性病檢測，主動掌握健康先機，讓早期慢性疾病逆轉：善用慢性病風險評估工具—「慢性疾病風險評估平台」

如何知道自己罹病的風險，國民健康署建置「科學算病館」（原慢性疾病風險評估平台），提供年齡三十五至七十歲民眾自行輸入健檢報告數據，計算未來十年內罹患五種慢性疾病（包含：冠心病、腦中風、糖尿病、高血壓、心血管不良事件）的風險，平台還會依據每個人的疾病風險程度與健康需求，提供相關的指引。自2011年開放迄今，已累計有六十六萬人次。

使用「科學算病館」，這樣做：

◆步驟一：準備最近一次健檢報告

找出您的健檢報告（如：成人健康檢查或勞工健檢），或透過「健康存摺」查詢您最近一次成人預防保健結果。

◆步驟二：進入慢性疾病風險評估平台

Google搜尋關鍵字「慢性疾病風險評估」（網址：https://cdrc.hpa.gov.tw/），選擇欲評估之「疾病種類」，點擊「馬上分析」。

◆步驟三：輸入健檢數據

輸入五種慢性疾病風險評估所需之健檢數據，完成後按下「計算」鍵，馬上可以獲得自己的（低、中、高）風險程度。

收件夾

三高數值理想範圍

血脂正常值：總膽固醇<200mg/dl

三酸甘油脂<150mg/dl

低密度脂蛋白膽固醇<130mg/dl

血壓正常值：收縮壓<120mmHg、舒張壓<80mmHg

血糖正常值：空腹血糖標準值為70-99mg/dL

收件夾

高血壓生活型態調整——SABCDE原則

S：Sodium restriction（限制鈉攝取）：鈉：2-4g／天、鹽：5-10g／天

一茶匙食鹽＝6公克食鹽（2400毫克的鈉）

A：Alcohol limitation（限制酒精攝取）：男性：<100g／周、女性：<50g／周

15公克酒精＝啤酒（酒精濃度4%）375cc

B：Body weight reduction（減輕體重）：BMI：20-24.9 kg／m2

C：Cigarette smoking cessation（戒菸）：包括傳統紙菸與電子菸

D：Diet adaptation（飲食調整）：採取得舒飲食

E：Exercise adoption（運動）：5-7天／周、30分鐘／次中等強度運動

資料來源：2022年臺灣高血壓治療指引摘要。

收件夾

血壓量測「722原則」

2022年中華民國心臟學會及社團法人臺灣高血壓學會發表高血壓指引建議，民眾每年至少遵守一次722原則，量測自身血壓值：連續「7」天量測、早上起床後、晚上睡覺前各量一回，總共「2」回、每回量「2」次取平均值。量血壓半小時前，避免抽菸，飲食，洗澡，運動，喝酒、咖啡或茶，不憋尿，並於開始測量前五分鐘靜坐休息，測量時不要說話或移動，才能準確量測血壓值。

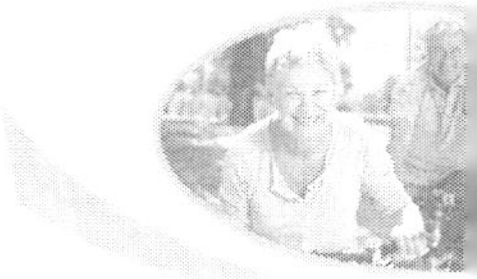

收件夾

代謝症候群判定標準

1.腹部肥胖：男性的腰圍≧90cm（35吋）、女性腰圍≧80cm（31吋）。

2.血壓偏高：收縮壓≧130mmHg或舒張壓≧85mmHg。

3.空腹血糖偏高：空腹血糖值≧100mg/dL。

4.空腹三酸甘油酯偏高：≧150mg/dL。

5.高密度脂蛋白膽固醇偏低：男性<40mg/dL、女性<50mg/dL。

以上五項組成因子，符合三項（含）以上即可判定為代謝症候群。

資源宅急便

1.慢性病

(1)科學算病館（原慢性疾病風險評估平台）：https://cdrc.hpa.gov.tw/

(2)慢性病防治館：https://health99.hpa.gov.tw/theme/6

(3)三高防治專區：https://www.hpa.gov.tw/Pages/List.aspx?nodeid=223

(4)臺灣癌症資源網：http://www.crm.org.tw及免付費專線0809-010-580

(5)癌症篩檢訊息：https://www.hpa.gov.tw/Pages/Detail.aspx?nodeid=612&pid=1102

(6)女生最想知道的乳房大小事：https://health99.hpa.gov.tw/material/6318

(7)如何預防子宮頸癌：https://health99.hpa.gov.tw/material/6301

(8)秒懂大腸癌（篩檢）懶人包：https://health99.hpa.gov.tw/material/6290

(9)口腔癌防治—口腔黏膜檢查：https://health99.hpa.gov.tw/material/6743

(10)成人預防保健手冊：https://www.hpa.gov.tw/Pages/EBook.aspx?nodeid=1184

2.專線

(1)國民健康署免費戒菸專線：0800-636-363

(2)衛福部免費健康體重管理諮詢專線：0800-367-100（0800-瘦落去-要動動）

(3)免費肝病諮詢專線：0800-000-583

3.其他

(1)衛福部國健署「長者社區資源整合運用平台」：https://healthhub.hpa.gov.tw/

(2)114年度衛生福利部預防及延緩失能服務可使用方案一覽表：https://www.hpa.gov.tw/Pages/Detail.aspx?nodeid=4706&pid=16543

(3)預防及延緩失能照護服務方案—長者健康評估問卷：https://health99.hpa.gov.tw/material/7254

(4)長者功能自評量表—長者自評版／家屬協助評估版：https://www.hpa.gov.tw/Pages/Detail.aspx?nodeid=4602&pid=15101

(5)「長者量六力」Line官方帳號：https://lin.ee/mYuv4LE，或透過LINE ID搜尋「@hpaicope」（長者功能評估含括延緩失能的關鍵六大指標：「認知功能、行動能力、營養、視力、聽力及憂鬱」，可由長者居家定期自我檢視，也能透過家屬的協助，幫家中長輩進行初步評估。）

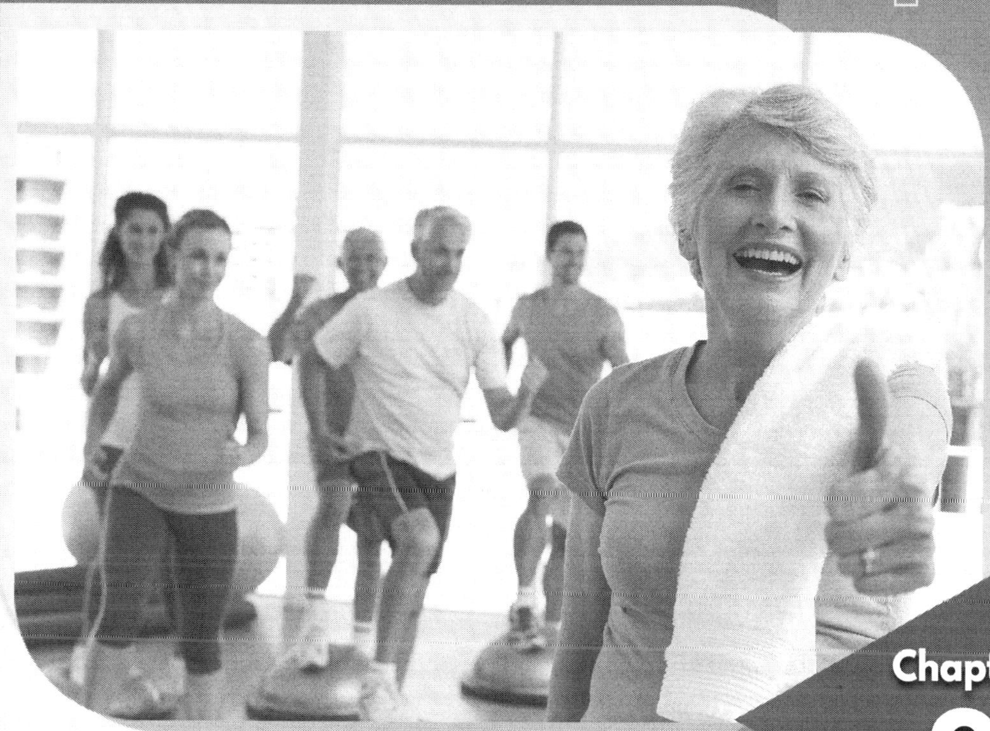

Chapter

9

長壽時代：擁抱老年健康促進紅利

- 長壽又健康的新境界
- 長壽又健康相關研究
- 老年擁抱健康促進紅利的行動策略

前言

「健康與長壽」是世界整體現代化發展的結果，也是「長壽時代」為人類所帶來歷史上空前未有的兩大紅利；在人口健康領域，則呈現出從以治病為中心，向以人民健康為中心轉變；從實現延長壽命，到追求健康長壽轉變。

低生育率、低死亡率和更長的預期壽命是長壽時代主要標誌。人口結構快速老化，帶來高齡老人、失能老人增加。從健康角度觀察，長壽時代意味著六十五歲以上的老人，一方面可能擁有二十年以上享受晚年優雅愜意的退休生活；另方面，也有可能是進入亞健康，或有四分之一的時間，要與某種程度的疾病或失能相伴。尤其值得關注的是，歐美數據3.5年，我國國人的臥床時間長達8.4年，面對平均壽命變長，而平均「健康餘命」未增的現象，意味著不少人在晚年，面臨健康問題，在無奈度過生命的最後階段。國人雖愈來愈長壽，臥床時間卻太長，長壽並未帶來更多的快樂，究竟是「長命百歲，還是常病百歲」？更遑論要能同時擁有長壽時代的「健康與長壽」兩大紅利果實。

基於老年健康促進，可藉著老年人知能的提升，健康自我照顧的策略，而達成降低老人罹病率，和促進其生活安適的功效。據此，本章針對長壽時代導入老人健康促進為基本概念，首先，揭露從老化態度、健康促進，以及參考國際組織提升國民整體素質的行動計畫，迎接長壽又健康的新境界；其次，探討各國有關長壽又健康的相關研究；最後，歸結相關探討結果，提出健康促進思潮下，老年擁抱健康促進紅利的三大策略，以及九項具體行動。

第一節 長壽又健康的新境界

高齡社會與終身學習，是人類邁入第三個千禧年最鮮明的兩大特徵。由於人口結構的改變，高齡人數快速增加，無論在社會、經濟、消費型態均產生鉅大變化。拓展長壽時代的健康紅利，實現人口高品質發展，進而達到長壽又健康的新境界，已是現今當務之急。

一、老化與老化態度

(一)老化乃是不可逆轉的持續性過程

老化（aging）一直以來，就是生物老年學（biogerontology）的研究主題，亦是公共衛生領域極重要的一環。老化對身體的影響是全身性的，在生物學及醫學上，老化是生命隨時間而惡化的現象。

老化它是一種自然、正常且不可逆轉的持續性過程，在大多數多細胞生物中，老化（aging）或衰老，指涉身體和行為的一種與年齡有關的衰退現象；一個漸進的、不可逆的生物過程，逐漸導致機體結構和組織細胞功能衰退，產生生理、生化、形態變化，適應性和抵抗力減弱，最終導致生物死亡。許多研究指出，老化是過程之間的交互作用，而非單一事件；並提出年齡的、醫學上的、生理的、社會的、文化的老化五個層面；亦有關注老化和心理衰退有關，認為個體若知覺到老化，則會感到害怕及憂慮。迄今為止，老化是癌症、冠狀動脈疾病、阿茲海默症、帕金森氏症和慢性腎功能衰竭等各種疾病的最重要風險因素。

綜言之，老化係指人體結構及功能隨著時間演進而累積的變化，它是一種自然、正常且不可逆轉的持續性過程，影響個人心理、生理和社會層面的改變。老化的結果會導致個體的死亡，若瞭解老化的原因，掌握影響老化的因素，予以作適當的因應，或可延長生命期。

(二)老化態度影響心理、生理和行爲

老年學（gerontology）領域中，老化態度（attitude toward aging）一直以來就是極重要的研究主題。相關研究大約始自二十世紀六〇年代；隨著全球老齡化進程的加速，八〇、九〇年代前後，高齡者對自身老化認識之主題，受到越多學者的重視，相關研究也逐漸增加。

老化態度涉及個人對於變老過程，在生理、心理和行爲層面的正、負面評價；是一包含多面向的概念，相關研究探討老化態度，多從認知、情意感受與行爲適應等三層面查考。在預期人類的平均餘命將會逐漸增長，老年人可從事的生活內容更加多樣而豐富，將對每一個體形成獨特意義。已有研究表明，老化態度會對老年人的心理、生理和行爲產生重要影響，此評價或感受與高齡者外顯行爲有關；其內涵可概分爲四個向度（朱芬郁、王政彥，2019）：(1)老化認知：側重個人對「老」的意義及年齡的看法；(2)老化感受：含括對生理老化、對社會角色以及心理的看法、憂慮與期望；(3)特定的老年觀：關注對價值、死亡、時間及老年規範等各種看法；(4)老年適應：重視對生理老化、時間壓力及社會變遷等方面的適應等。

是以，老化態度就是老年人自己表達出來對老化過程的體驗，長者面對生理、心理與社會的老化過程時，如何認識自己老化的程度，以及如何感受解讀老化所帶來的情緒反應，此正負面評價，會影響高齡者因應變老過程的行爲傾向。

(三)老化態度與健康促進的關係密切

健康促進是一種在健康上新的策略、新的工作方法；具積極性、主動性。首次健康促進（health promotion）概念的出現，是在1945年Henry E. Sigerist將醫學工作分為健康的促進、疾病的預防、疾病的復原、復健等四個部分；以至世界衛生組織（WHO）、加拿大衛生與福利機構（Health and Welfare Canada）以及加拿大公共衛生學會（Canada Public Health Association）於1986年11月在加拿大渥太華舉行的第一屆健康促進國際會議上，簽署的國際協定「渥太華健康促進憲章」（Ottwa Charters），為全球公認最有效的促進健康架構，也是推動健康促進的最高指導原則。

渥太華憲章將健康促進定義為（廣義）：「使人們能夠強化其掌控並增進自身健康過程」（Health promotion is the process of enabling people to increase control over and improve their health）。經濟合作暨發展組織（OECD）2009年以「健康老化」（healthy aging）政策為主題發表研究報告，揭示健康老化是生理、心理及社會面向的最適化。從此在國際間興起健康促進的概念，並引起各國對健康促進的興趣，以及推展各項健康促進的活動。

可見健康促進是結合教育、環境、支持等影響因素，以幫助健康生活，其目的在於使健康民眾對自己的健康，能獲得更好的控制。就此觀之，健康促進與老化態度的內涵：老化認知、老化感受、特定的老年觀、老年適應等，實是一體的兩面，相輔相成，關係密切。

二、新思維：能長壽又要健康

(一)正向老化態度首重觀念的建立

基於老化的理解，體認它是一種自然、正常且不可逆轉的持續性過程。通過對老化認知、老化感受、特定的老年觀、老年適應等四個向度的適應，在面對生理、心理與社會的老化過程時，如何認識自己老化的程度，以及如何感受解讀老化所帶來的情緒反應，此正負面評價，從而影響老人因應變老過程的行爲傾向。世界衛生組織推動健康長壽時，提出兩個創新名詞：「內在能力」（intrinsic capacity）與「功能表現」（functional ability)；內在能力是人在老化過程中，造成晚年失能與失智的重要因素，包括行動力（mobility）、認知（cognition）、感官（sensory，如視力與聽力）、活力（vitality）與心理（psychological）等面向。正向老化態度觀的建立，是健康長壽化爲行動的基礎，至爲重要。

(二)健康促進強調主動積極的行動

健康促進是使人們能夠強化其掌控並增進自身健康過程。從早期的醫學和健康科學對於健康的維護，著重於「疾病」問題的預防與診療，絕大多數的民衆，將自己健康的控制權，交於醫師的手中；及至二十世紀八〇代以來，則側重生活型態及個人行爲的改變，對自己的健康能獲得更好的控制力，增進個人或團體的至高安適狀態、自我實現，及個人期望。此種重視倡導個人和社區的健康認知，改變態度以促使行爲的改變，及尋求改善健康方法的行動，正是正向老化態度的強調主動積極的體現。重要的是，健康促進開始於人們基本上還是很健康時，即設法尋

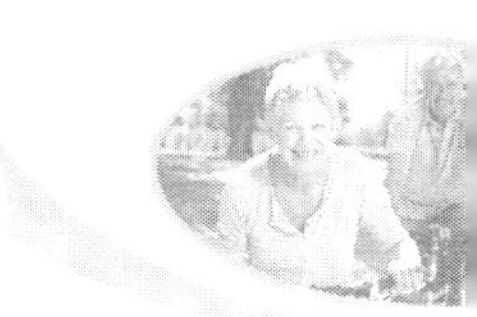

求能協助人們採行有助於維護和增進健康生活方式的社區發展以及個人策略；對象是健康的人，採取的是有益於健康的行爲，比較積極。

(三)既要能長壽又要健康才是王道

由於受到社會進步、經濟發展及醫藥衛生的改善，平均餘命延長已是全球共同的現象。人口中六十歲及以上的人數和比例正在增加。2019年，全球六十歲及以上的老齡人口爲十億；到2030年，這一數字將增加到十四億；到2050年，這一數字將增加到二十一億。這一增長正在以前所未有的速度發生，並將在未來幾十年加速，特別是在發展中國家。

依據我國國發會「中華民國人口推估（2024年至2070年）」，2025年進入超高齡社會，2030年總人口開始低於兩千三百萬人，年齡中位數爲48.7歲；到了2039年，六十五歲以上老年人口占比將超過30%。行政院主計總處指出，2021年國人平均壽命與不健康之存活年數差距爲7.56年。長期老化程度再提升，究竟是健康餘命（healthy life expectancy, HALE）或「不健康的存活年數」（disability-adjusted life year, DALY）？

問題是，已開發國家關注的焦點，早由長壽轉移到不失能與不失智的健康老化。世衛健康老化跳脫個別疾病觀點，以老化的活動能力作爲健康主軸，揭出以「生命歷程觀點」處理健康議題的準則。不論現在幾歲，今日處理任何疾病的目標，就是爲了晚年的健康，必須考量老化的衰退以及失能、失智風險，在不同年齡階段整體的平衡健康照護策略，不是只顧及單一疾病而管理生理檢測指標。的確，建立正向老化態度觀，堅持主動積極健康促進的行動，既要能長壽又要健康才是王道。

三、邁向長壽又健康行動計畫

(一)世衛組織2024年：「2025-2028年第十四個工作總規劃」

本工作總規劃揭示在動盪的世界中，加強健康公平和衛生系統抵禦能力：2025-2028年全球衛生議程—「增進、實現和維護所有人的健康和福祉」。首先，說明非傳染性疾病（主要是心血管疾病、癌症、慢性呼吸道疾病和糖尿病）負擔繼續增加，隨著非傳染性疾病、罕見病、多重疾病和預期壽命的增加，殘疾人數已增至十三億人，即每六人中就有一人有殘疾。有二十多億有健康問題的人口未獲得康復服務。阿茲海默病和其他癡呆症的負擔越來越重。但是，疾病預防和健康促進可以解決全球50%的疾病負擔，然其投資的巨大潛力仍未實現：每年仍有八百萬人死於菸草使用，七百萬人死於空氣污染，八百萬人死於不健康飲食，三百萬人死於有害使用酒精，兩百萬人死於環境中的化學品。

(二)美、日推動「健康公民計畫」

美國從1980年開始每十年推出一個「健康公民戰略計畫」。至2025年已經推出了四個健康公民計畫，其中重點突出預防服務、健康保護、健康促進三大領域；最近一次爲「國家衛生安全戰略2023-2026」，主要是保護公衆健康和衛生公平。美國衛生及公共服務部（HHS）2024年9月公布「聯邦健康IT策略計畫」（2024-2030 Federal Health IT Strategic Plan），提出四大目標：提倡健康福祉、強化醫療照護的提供和體驗、加速研究創新、醫療資料連結醫療系統。

日本自二十世紀七〇年代以來，開始實施國民健康增進戰略，至2025年共實施四次，顯著改善國民的健康素質。2000年起的第三次戰略也稱爲「健康日本 21」，以「減少壯年死亡、延長健康壽命、提高生活品質、實現全民身心健康、建立活力社會」爲目標，並實施《健康促進法》；2023年日本繼續推行「21世紀第三次國民健康增進戰略（2024-2035年）」，即「健康日本21」（第三次），旨在建設所有國民健康生活的可持續社會（陸傑華、張莉，2024）。

(三)我國：「老人健康促進計畫（2009-2012）」八項策略（衛生署國民健康局）

本計畫目標旨在維護老人獨立、自主的健康生活，降低老人依賴程度，提出具體健康促進策略，包括：促進健康體能、加強跌倒防制、促進健康飲食、加強口腔保健、加強菸害防制、加強心理健康、加強社會參與、加強老人預防保健及篩檢服務等八項重要工作。

(四)我國：《2025衛生福利政策白皮書》—〈全人全程健康促進〉專章

本白皮書參照公共衛生三段五級概念及社會福利服務架構，全書共計五篇十五章，從健康的出生、成長與老化，預防保健、促進心理健康、縮小健康不平等、食品藥物安全管理、弱勢族群的照顧、營造幸福的家園、完善家庭支持體系及建構在地社區網絡等範疇。其中，第壹篇〈建立個人健康行爲〉，包括第一章〈全人全程健康促進〉、第二章〈擘劃全民心理健康〉，以及第三章〈全方位非傳染病防治系統〉。

(五)《老人長壽又健康行動藍圖》

本書第二至九章：依序爲〈老人健康體能〉、〈老人健康飲食〉、〈老人口腔保健〉、〈老人跌倒防制〉、〈老人心理健康〉、〈老人社會參與〉、〈老人預防保健及篩檢服務〉、〈長壽時代：擁抱健康促進紅利〉等，一方面參酌國際組織有關老人健康促進計畫指引，另方面依據我國相關白皮書、人口長期老化程度再提升的事實，共計提出二十四項老人健康促進具體行動，希冀在長壽時代構築能長壽又健康的藍圖。

第二節 長壽又健康相關研究

一、長壽健康的大型縱貫性研究

(一)藍區Power 9：世界最健康、最長壽者的九個生活習慣

這是以藍區（blue zones）生活爲基準的健康長壽計畫，只要四周，就可讓你「活得久也活得好」；該區是全世界居民壽命特別長的地帶，活到一百歲的機率是普通人的十倍以上！《藍區挑戰：四周改變一生的健康長壽計畫》（*The Blue Zones Challenge: A 4-Week Plan for a Longer, Better Life*）一書作者丹布特納（Dan Buettner）（林文珠譯，2023），針對人類壽命進行了一系列開創性研究，集結成《國家地理雜誌》的封面故事〈長壽的秘密〉。他從地球上最健康長壽的五個藍區：義大利的薩丁尼亞島、哥斯大黎加的尼科亞半島、日本的沖繩、美國加州的羅馬琳達，以及希臘的伊卡利亞島（註：2024年「新加坡」也被納入藍區清單，又被稱爲「藍區2.0」），找出共通的健康經驗，歸納出九個生活習慣，稱爲「Power 9」。

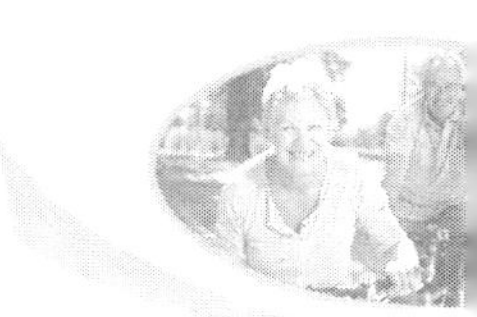

收件夾

「藍區Power9」：世界上最健康、最長壽的人的生活習慣

1.自然動一動：生活的環境會推動他們毫不思索的動來動去。
2.人生目標：知道你的人生目標，值得你再多活七年。
3.調整步伐：都有一些例行舉動來消除壓力。
4.吃八分飽：會在傍晚吃一天中分量最少的一餐，之後這天就不再進食。
5.植物性飲食：豆類，包括蠶豆、黑豆、黃豆和扁豆等是飲食基礎。
6.適度飲酒：適度且有規律的飲酒。
7.心靈歸屬：99%都有信仰，任何教派都沒關係。
8.最親愛的人擺第一：家人都住在附近，忠於生命伴侶，陪伴孩子。
9.在對的團體中：選擇一個支持健康習慣的社交圈。

(二)長壽關鍵：中年開始健康飲食習慣，有助於提高健康老化

這項研究刊登於期刊《自然醫學》（*Nature Medicine*），並獲得哥本哈根大學（University of Copenhagen）以及蒙特婁大學（University of Montreal）的協助（樂羽嘉，2025）。分析在三十年間，十萬零五千名三十九到六十九歲女性與男性的飲食和健康數據，資料來自「護理師健康研究」（Nurses' Health Study）和「健康專業人員追蹤研究」（Health Professionals Follow-Up Study）。

研究發現，「適度攝取健康的動物性食品」，以及「減少攝取超加

工食品」，七十歲仍然保持良好「認知、體能與心理健康」，而且沒有罹患重大疾病的機率。對健康老化最有幫助的飲食模式是「替代健康飲食指標」（Alternate Healthy Eating Index, AHEI）。這種飲食可使在七十歲時，健康老化的機率提高86%；飲食富含蔬菜、水果、全穀、堅果、豆類和健康脂肪，並限制紅肉和加工肉、含糖飲料、精緻穀物與高鈉食品的攝取。健康可以來自多種飲食方式，共同點就是：所有對健康最有益的飲食，都會避開或只含有極少量高油、高糖、高鹽的超加工食品。

(三)健康長壽到老：「走路」就對了，每周四次，每天至少十五分鐘

這項研究刊成果發表在《歐洲更年期期刊》、《小兒科期刊》（常春月刊，2024）。義大利的研究人員，追蹤兩百位平均八十歲的養老院老人長達十年，這段時間內監測老人的生活方式、健康習慣，包括心理狀態、飲食習慣、體重、是否吸菸或喝咖啡、是否鬱悶，而且沒有癌症等病症：其中80%的被研究者，都是有體力活動者。在研究的十年內，有三分之二志願者死亡，分析他們與存活者之間的差異顯示，每周步行四次，每次至少十五分鐘的老人，總體生存率最高。想要運動強身，健康長壽到老，一點都不難。

(四)長壽秘訣在於：獨立、樂觀和「少煩惱」

國際上對長壽最著名的研究之一：「新英格蘭百年人瑞研究」（New England Centenarian Study），由美國波士頓大學老年學家波爾斯（Thomas T. Perls）爲首的研究團隊，從1997年至今分析超過八百位人瑞的基因組，被認爲是全世界最大型的極老者研究。觀察發現，有30%的百歲人瑞，還依然保有心智與身體健康，90%在平均九十三歲時尚未失能，獨立、樂觀和「少煩惱」，可像一般健康人正常生活。人瑞罹患慢性疾病，或是身體機能退化的年齡都很晚，多數人八十歲以前還十分健康。

(五)健康長壽三要素：「營養」、「身體活動」與「社會參與」

2019年，吉澤裕世、田中友規、飯島勝矢等人發表於《日本公衛生學雜誌》的研究，蒐集近五萬名有自主能力的高齡者資料，展開分析。分析顯示，無運動習慣、不參加文化活動、不從事志工或社區活動的人，衰弱風險是那些有執行這三類活動者的16.4倍。特別的發現是，人際因素似乎比運動更牽動衰老風險，強調若一個人默默健走，不如跟其他人一起健走，或也可以一起參與其他活動。

(六)健康存活八十歲以上的九項因素

美國檀香山太平洋衛生研究所從1965年開始進行，針對5,820名住在夏威夷州的日裔美籍男性爲調查對象，平均年齡五十四歲。研究時間長達四十年，結果顯示，中年男子若想能健康活到八十歲以上，取決於九項因素：不過重、血壓低、血糖低、不良膽固醇低、喝酒不過量、不吸菸、握力大、受過良好教育和已婚。

(七)百歲人瑞的六項生存活力因素

美國喬治亞大學的老年學研究中心，從1988年起開始長達二十年的研究，主要在探討百歲人瑞的生存活力因素。發現：(1)健康與健康習慣：人瑞群體皆有一些共同的健康習慣，如：很少有抽菸、肥胖或過多酒精攝取的現象。(2)飲食習慣：從食物中，攝取多於20%-30%的紅色與黃色的食物以及維他命A，正常吃早餐，避免減重飲食。(3)認知與智慧：發現「教育」有正向的影響，在日常生活中問題的解決之表現，與較年輕的一群相同。(4)人格與應對：人瑞和稍年輕的老人相較，比較具支配性的、懷疑的、更實際的性格以及能放鬆。(5)支持系統：喜歡有知己、訪客，假如生病或行動不便時，希望能有人照顧他們。(6)心理健康：住在社區的人瑞，並無臨床上的憂鬱。

二、長壽計算公式和抗衰老秘方

(一)延長壽命的計算公式

根據英國「衛報網站」報導，英國劍橋大學醫療研究人員，公布一個延長壽命簡單的計算公式：戒菸多加五年壽命，適度規律的運動加三年，每天吃五份不同的蔬菜、水果，再加三年。合計可多活十一年，直接指出戒菸、運動及食用不同蔬果與長壽有關。

(二)多活十年的三項必備條件

美國一項針對三十六萬六千多人的大規模研究報告指出，只要能達到下列三個簡單的條件，就可以比別人多活十年：不吸菸、血壓維持在正常範圍內（亦即收縮壓小於120毫米汞柱，舒張壓小於80毫米汞柱），以及維持每一百CC血液中，膽固醇含量小於二百毫克。

(三)少活十二年的四種壞習慣

《內科醫學誌》（*Archives of Internal Medicine*）刊出挪威奧斯陸大學的研究報告指出，同時具備「吸菸、酗酒、不運動和蔬果攝取不足」四大不良生活習慣者，跟沒有任何這四種不良習慣的人相比，罹患癌症與心臟病的死亡率是後者三倍，其他病因的死亡率是後者四倍，可能會少活十二年。四種不良生活方式爲：(1)吸菸成癮。(2)男性每天攝入酒精超過168克、女性超過112克。(3)每周運動少於兩小時。(4)每天吃水果和蔬菜不到三次。

(四)人瑞性格特質：個性外向、社交活躍

好性格與健康長壽有關，獲得證實。依據英國《每日郵報》（*Mail Daily*）報導，科學家發現，活到一百歲以上的人瑞，傾向帶著陽光般的好性格。該項研究調查二百四十三名九十五歲以上民衆發現，這些銀髮族具備非常開朗、熱愛交際、不厭世等正向的個性特質。人瑞有其共通的性格特質，個性外向、樂觀和隨和，而根植於基因的個性層面，可能在健康和長壽上扮演關鍵角色，個性決定壽命。

三、中外各家的養生之術與格言

一般而言，國外發展的重點在於相關理論研究及實驗，探討衰老的成因、機制原理，包括生物內在的決定因素，和生物生存過程中的有害因子等；我國則是從傳統理論入手，企圖尋出對抗衰老的具體方法。茲將較具代表性者，舉隅如後：

(一)中國傳統養生保健

◆基本觀點：順時養生

所謂「順時」就是順應四季變化而調適寒暑。我國傳統養生流派可概爲精神、動形、固精、調氣、食養、藥餌等六大學派。各派養生自成體系，各有所長，形成獨特養生保健方法。養生保健大致包括四季中的生活起居、飲食調養、身體鍛鍊、精神養護、克服不良習慣、注意生活節制等面向。諸如推拿按摩、拔罐、食療、針灸、五禽戲、太極拳、氣功等，除針灸外，其他方式都可由個人操作，亟爲方便。

◆名人養生保健舉隅

‧陳立夫先生：活到103歲高壽的秘訣

先生養生保健有道，躋身「超老」百歲人瑞之列。他提出養心宜靜、養身要動、飲食有節三項，並寫下養生四十八字訣：

養生在動、養心在靜，飲食有節，起居有時。
物熟始食，水沸始飲，多食果菜，少食肉類。
頭部宜冷，足部宜熱，知足常樂，無求常安。

‧臺灣長壽鄉百歲人瑞養生法

根據衛生福利部最新統計，截至2024年9月止，全臺百歲以上人瑞共有5,542人；依據國發會人口推估，六十五歲人口數將持續增加，並於2028年達到單一年度高峰351,706人。一項針對全臺百歲人瑞及九十歲以上長者最多的六大鄉鎮調查發現，健康長壽的特性是：當地的環境好，不僅有好山好水，而且空氣好、水質好、食物沒有污染；長者的煩惱也少、無欲無求、心情愉悅；平常多粗茶淡飯，愛吃地瓜、蔬食、魚及當地當令食物；睡得好，與親友往來密切，他們都是長期勞動的人。

‧慈禧養生長壽之道

孝欽顯皇后葉赫那拉氏（1835-1908），通稱慈禧太后、慈禧、西太后，滿洲鑲藍旗人，掌權長達四十七年。她的養生方式：(1)生活規律：清晨六時起床，三餐定時定量，按時就寢。(2)工作努力：工作時工作，玩樂時玩樂。(3)戶外活動：平日喜歡做輕微的勞動，每天都要外出活動。(4)不離珠奶：平時常用珍珠粉擦面，每天由五個奶媽爲她擠奶擦身，臨睡前喝一杯糖水。(5)睡陰陽枕：枕內裝有茶葉、菊花、決明子、桑葉、夏枯草、防風、鶴血籐、冰片、烏藥、草烏、桂枝、葛根等中藥。據說常用此種枕頭，可明目、清火。

(二)西方養生保健舉隅

◆薩丁尼亞人的長壽秘方

薩丁尼亞（Sardegna）是一個位於義大利半島西南方的島嶼，地中海的第二大島，世界有名的長壽島；附近海域曾盛產沙丁魚，是一個年代極為久遠的古老島嶼，它的地勢崎嶇多變，環島海岸線曲折複雜。丹布特尼（Dan Buettner）著作的《藍色寶地——解開長壽真相，延續美好人生》一書中，綜合薩丁尼亞人的長壽秘方：維持少油、少肉、植物主食、家庭優先、喝山羊奶、散步、每天一兩杯紅酒、與朋友相聚歡笑等，特有的基因則為他們帶來長壽的先天優勢；義大利的研究則指出，勤奮的工作態度、苦中作樂的務實人生、富含強力護心多酚的葡萄酒，是造就長壽人瑞的重要原因。

◆德國醫學專家養生保健七字訣

德國醫學專家經長期研究，指出中老年人想健康長壽，要遵守七字守則：

1.保：中老年人要多用腦，保持大腦的活力，如繪畫、下棋、學習活動等。
2.活：經常活動手指，做兩手交替運動，可刺激大腦兩半球，有助人腦益智、延緩大腦衰老的作用。
3.轉：避免大腦過分勞累，要經常轉換不同性質的活動，使大腦神經鬆弛。
4.參：主動參加各種不同社會活動，維持社會人際支持網絡。
5.睡：起居坐息有規律，充足的睡眠，老年人一天要有十小時左右。

6.調：多種類飲食混雜食用，葷素搭配，蔬果、穀類、堅果、牛奶等，多攝取維生素和礦物質。

7.聽：聆聽令人快樂優美動聽的歌曲旋律，有助調節中樞神經系統功能。

◆日本沖繩島長壽秘笈：餐餐粗食八分飽，輕鬆過生活

沖繩（Okinawa）又稱長壽島，由於歷史和地理原因，沖繩縣的語言、飲食、風俗文化都和日本本土有不同之處。海帶貿易盛行，使得沖繩盛行食用海帶的飲食習慣，人均海帶消費量是日本第一；苦瓜、絲瓜、豬蹄、山羊等食材都在沖繩盛行。只吃「八分飽」的傳統飲食習慣，是他們長壽秘訣之一。地瓜、綠色葉菜和穀類是主食，並佐以魚、米，少量豬肉與豆類製品爲輔，可謂是「粗茶淡飯」，卻具備低脂、低鹽，多吃含纖維質和抗氧化蔬果的飲食要求。另外，人瑞心理狀態的安適，以個人長壽和充滿使命感爲榮；每日笑口常開，社交關係活絡，有社區感、歸屬感，低壓力的輕鬆過生活，正與健康飲食習慣，相輔相成，相得益彰。

(三)長壽體健養生格言

茲將前人有關長壽養生格言，以及抗老化醫學的建議，具代表性者，加以彙整梳理，俾供參考。

1.十常四勿：十全老人「乾隆皇帝」八十三歲時，口述的長壽十六字訣：「吐納肺腑、活動筋骨、十常四勿、適時進補。」其中所謂「十常四勿」：十常者，乃「齒常叩、津常咽、耳常彈、鼻常揉、睛常轉、面常搓、足常摩、腹常旋、肢常伸、肛常提。」這是以活動延緩老化的工夫； 四勿者：「食毋脹、臥毋語、飲毋醉、色毋迷。」此爲節制工夫，生活正常，不貪不亂，自是養生最要。

2.起居健身十二宜：福州倉山醫院醫師嚴明森提出：(1)面宜多搓。(2)頭宜多梳。(3)目宜常轉。(4)耳宜常凝。(5)齒宜常叩。(6)口宜常閉。(7)津宜常咽。(8)氣宜常提。(9)心宜常靜。(10)神宜常存。(11)腹宜常摩。(12)皮膚宜常干（乾）沐。

3.《腦內革命》抗衰老六大秘方：日本春山茂雄博士提出：(1)正面思考：增強有益的腦內啡，透過冥想、放輕鬆、快樂入夢，創造自身免疫力與抗癌能力。(2)正確飲食：高蛋白質、低卡路里的配方，偶爾品嚐美食，無限甜美滋味。(3)適當運動：保持筋骨活力，聆聽身體最眞實的聲音。(4)多采多姿：計劃生活培養興趣，值得期待的每一天。(5)信仰歸屬：宗教、交友、聯誼，讓感情有所依。(6)自我實現：透過終身學習，肯定自我價值，發現人生是有無窮的價值。

4.十少十多：老人健康與長壽十要：(1)少言多行。(2)少欲多施。(3)少怒多笑。(4)少車多步。(5)少煩多眠。(6)少衣多浴。(7)少食多齟。(8)少肉多菜。(9)少鹽多醋。(10)少糖多果。

第三節　老年擁抱健康促進紅利的行動策略

老年健康促進關心的是，在於揭露「長壽時代」長者能同時擁有「長壽與健康」，活得老活得好，更要活得精彩。基於第一節、第二節相關探討結果，援提出健康促進思潮下，老年擁抱健康促進紅利的三大策略行動，以資共組一套揭露健康長壽勝境的執行策略。

執行策略一：一個堅持—老年要健康促進

我國《2025衛生福利政策白皮書暨原住民族專章》中顯示，綜觀世界前瞻發展趨勢，以達到增進全民健康生活與福祉之前提下，參照公共衛生三段五級概念及社會福利服務架構，以全生命週期模式，擬定各階段健康促進發展政策，建構健康友善之政策與環境。

基於健康促進的目的是在：鼓勵人們去控制和改善他們自己的健康；老年健康促進，則可藉著老年人知能的提升，健康自我照顧的策略，而達成降低老人罹病率，和促進其生活安適的功效。就健康是人權以及健康平等視角而論，老年人有權獲得與年輕人相當的健康資源與權力，以獲得更高的健康品質。

據此，堅持「老年要健康促進」，正是符應世衛組織所提出，以終身健康促進的「生命歷程觀點」處理健康議題的準則。不論現在幾歲，現今處理任何疾病的目標，就是爲了晚年的健康，必須考量老化的衰退以及失能、失智風險。職是，老年人的健康促進是有其必要性、正當性與有效性的。這正是「全人全程健康促進」眞義之所在。

執行策略二：兩大紅利—能長壽又要健康

長壽時代以低生育率、低死亡率和更長的預期壽命爲主要標誌。低死亡率意味著健康衛生服務及環境的改善；更長的預期壽命則顯示平均健康餘命的增加，兩者皆是現代化發展的結果，是長壽時代兩大紅利。

我國2019年至2021年國民平均壽命爲80.63歲，2023年國人的平均壽命爲80.23歲；若與聯合國公布2020年全球平均壽命比較，我國平均壽命，高於全球平均水準。就長期趨勢來看，歷次生命表，隨時間上升，平均壽命上升幅度穩定。問題是，我國人的臥床時間長達8.4年，歐美數據3.5年（差距達到2.5倍），面對平均壽命變長，而「平均健康餘命」未增的現象，意味著不少人在晚年，面臨健康問題，無奈度過生命的最後階段。國人雖愈來愈長壽，卻臥床時間太長，長壽並未帶來更多的快樂，「長命百歲，還是常病百歲」？

可見當人口結構老化加速，慢性病和退行性疾病（degenerative disease）成爲健康主要威脅與挑戰，再加上認爲老年人生病，是正常且無可避免的，而健康促進活動對老年人而言，更是看不到未來的，這許多錯誤的看法，可謂：直接將長壽時代長壽又能健康兩大紅利，拒於門外，錯失良機。

具體落實老年健康促進的中介角色，同時擁抱長壽又能健康兩大紅利，當是長壽時代最佳的、最有效的選項。

執行策略三：三大支柱—「堅守健康習慣」、「選擇正確飲食」、「適度社交生活」

(一)「堅守健康習慣」：啓動規律運動、定位人生目標、適時消解壓力

基於老化態度的理解，對自身的心理、生理和行爲做正向的評價，進而採取主動積極的健康促進作爲。

◆啓動規律運動

運動不足是人類健康三害之一。隨著友善的生活環境，自在、自然且毫不思索地去從事活動，避免一些侵害健康的環境因素，例如鉛、汞、鋁、砷等，皆被認爲與老化過程有關。少坐車，多走路，增加生活運動量。許多研究認爲規律運動與延長壽命有關，調節心血管功能，可以改善血液循環，能夠增強腦細胞連結，促進心臟健康的腦內啡、蛋白

質濃度提升。初入門的運動，以能帶來愉悅感者爲宜，瑜珈、快走、騎單車、游泳等，都可選擇。

◆定位人生目標

研究表明，積極思考的人，將可活得更爲長壽。尤其是退休後，是再啓程的開始，值得你再多活七年，目標感使得生活更有活力、有意義。設定目標時，目標必須是合理、適當且是能力可及的範圍，切忌好高騖遠，不求實際；同時不要抱著求全主義的心態，希望萬事完美無缺、無懈可及，有時留一些缺點，其實是給完美更大的伸縮空間。

◆適時消解劣壓

所謂：優壓促成長，劣壓令人老。調整生活步伐，長期的情緒緊張，會讓人生病及早衰；長期處於壓力之中，會增加失智症、心臟病罹患風險。強化自己對處理壓力的因應策略；增進問題解決的技能，以及情緒管理的能力。良好的社交技能與擁有社會支持系統，有助於排解壓力，獲得有益的社會支援。遭受壓力時，可藉由打坐冥想、深呼吸，或鬆弛訓練等紓緩壓力。多做冥想與放鬆練習，每天冥想十分鐘，不僅能改善情緒，還可加強認知能力，有助延長壽命。

(二) 選正確飲食：控制飲食分量、遵守三低原則、食材簡單健康

要健康長壽，首要從飲食著手。選擇正確飲食，有助於降低罹患心臟病、癌症、與年齡相關疾病的風險。「藍區2.0」居民的長壽又健康，在飲食上特別值得關注。

◆控制飲食分量

俗云：「飲食七分飽，健康活到老。」老年人消化系統較退化，爲求消化良好，應該細嚼慢嚥，讓食物在口中咀嚼時，充分和唾液混合。

恆河猴實驗研究發現，限制熱量但富營養的飲食，可以延長壽命，並降低罹患與老化有關疾病的風險，包括癌症在內。中年肥胖會導致晚年失智的機率增加，控制食量有助於保護腦部。通常「藍區2.0」居民會吃八分飽，特別在傍晚是吃一天分量最少的一餐，之後這天就不再進食。

◆遵守三低原則

食用脂肪、鹽分、甜食和熱量，會有肥胖、高血壓、心臟病、性無能等種種後遺症。地中海的飲食習慣被視爲較健康，主要的飲食內涵是多蔬果，多纖維，多吃魚，用橄欖油及適量的飲酒習慣；日本的沖繩島人瑞，長壽除與生活方式、態度有關，飲食習慣至爲重要。該島居民吃低鹽、低脂飲食，魚、豆腐和海藻爲其主要特色。要吃得健康，吃出長壽，除遵守「低脂」、「低糖」、「低鹽」等三大原則外，亦要講究吃的文化，即「細嚼慢嚥」、「飲食節度，不過分飽食」方能益壽延年。

◆食材簡單健康

根據衛生署飲食指南，「六大類食物」包括：全穀根莖、豆魚肉蛋、蔬果、水果、低脂乳品，以及油脂與堅果種子類，宜均衡攝取。新加坡成功創造出地球上最長壽且健康的生命，由政府推廣糙米、全穀物，易取得健康食材，成爲藍區新寵。魚類與堅果富含的Omega-3脂肪，可減少發炎問題，降低腦部與心臟的受損。富含抗氧化劑的蔬果也能降低氧化壓力，避免細胞因年齡嚴重受損。加工食品、精製糖分的攝取量，要儘量減少，以降低糖尿病風險，糖尿病與失智症發生率較高有關。

(三)「適度社交生活」：人際互動不可少、家庭手足常往來、宗教信仰寓深意

社交活動能增加生活品質，並延年益壽。社交活動多的老人，比活

動少的長壽；若是寂寞無依，則會使人衰老。

◆人際互動不可少

常與人群接觸也是養生長壽要訣。孤立和孤獨對我們的健康的危害與吸菸一樣大。人際關係不僅是健康生活的關鍵，也是快樂生活的關鍵。根據哈佛成人發展研究，牢固的人際關係是幸福的最大可預測因素。老年人可依其興趣、嗜好、能力因素，以自由自主的方式，參加各類的社區服務、公益活動或加入義工、宗教團體等社會網絡，與社會保持接觸；亦可參與由各地的老人會、社區活動中心、老人俱樂部、民間老人團體所舉辦的休閒活動，以擴展社交生活，重建適切的社會關係，獲得社會歸屬感。

◆家庭手足常往來

「居住在親友附近」是藍區居民的一大特色，也是長壽健康因素。通常非正式的社會支持，泛指家人、親屬、朋友鄰居所給予的支持；此互惠關係也是維持老年人身心健康、個人自控力與自主性的重要因素。手足關係是家庭三大次系統之一，兼具互補（complementary）及互惠（reciprocal）關係，較年長的手足常扮演著類似父母的角色，包括：手足之間的照顧、依附、教導等，而互惠關係，則包含模仿及情感兩種互動關係。老年期家庭手足關係，側重陪伴與支持、直接服務、照顧陪伴、家庭幫助、交通行動、社會網絡，以及情感的滿足，家庭手足常往來，呈現生理與情感需求的滿足。

◆宗教信仰寓深意

從古至今，各種精神信仰和宗教，乃是人們保持積極正面，尋找生命深層意義的一個重要選項。靈性健康（spiritual well-being）是一種自我、他人與至高無上力量之間的締結，也是一種穩固的價值與信念系統。老人參與各類以宗教信仰為中心的聚會及組織，祭拜神明、禱告，

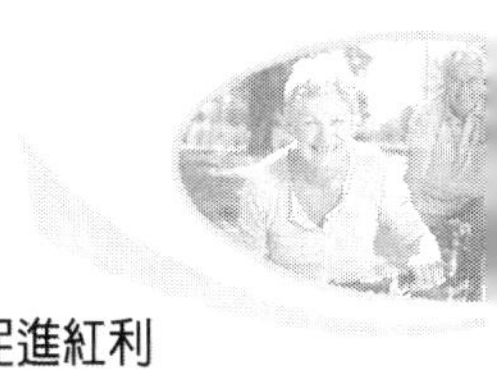

以期獲得身心靈的安住、恬靜。研究發現，甚少或從未祈禱者，死亡的機率較常祈禱者，高出百分之五十；經常赴教堂、寺廟者，則有較高的存活率。冥想靜思，能減低壓力，降低對身體無益的腎上腺素分泌，此與壓力荷爾蒙量的降低，有助強化免疫，減低疾病上身的理論，不謀而合。

資源宅急便

1.林俊宏譯（2024）。Rose Anne Kenny著。《拒絕變老：讓人更長壽、更健康的新科學》（*Age Proof: The New Science of Living a Longer and Healthier Life*）。天下文化。

2.林文珠譯（2023）。Dan Buettner著。《藍區挑戰：四周改變一生的健康長壽計畫》（*The Blue Zones Challenge: A 4-Week Plan for a Longer, Better Life*）。天下生活。

3.吳敦序、鄭志學、胡琪祥、朱佩綸、朱滿芳（2011）。《健康長壽其實就靠好習慣：32位名人活到100歲的秘密》。新銳文創。

4.陳韋利譯（2009）。芳賀脩光、大野秀樹、大谷克彌（著）。《健康長壽力》。捷徑文化。

5.陳雅汝譯（2008）。Gary Small & Gigi Vorgan著。《優活：身體年齡不老的8堂課》（*The Longevity Bible*）。商周出版。

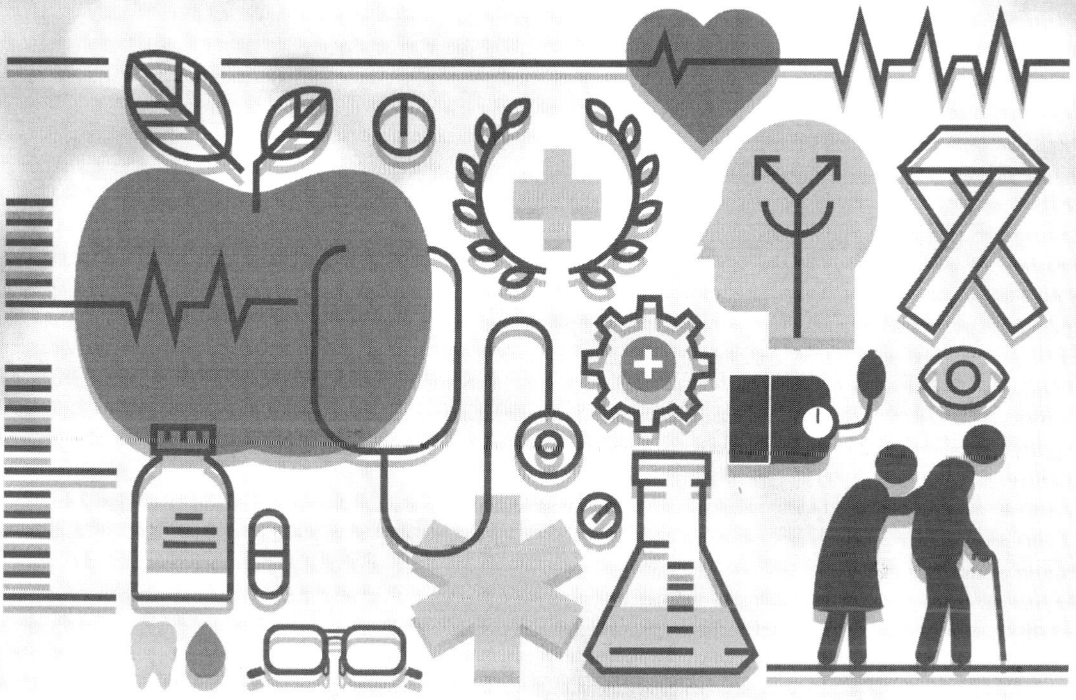

【趨勢診斷篇】

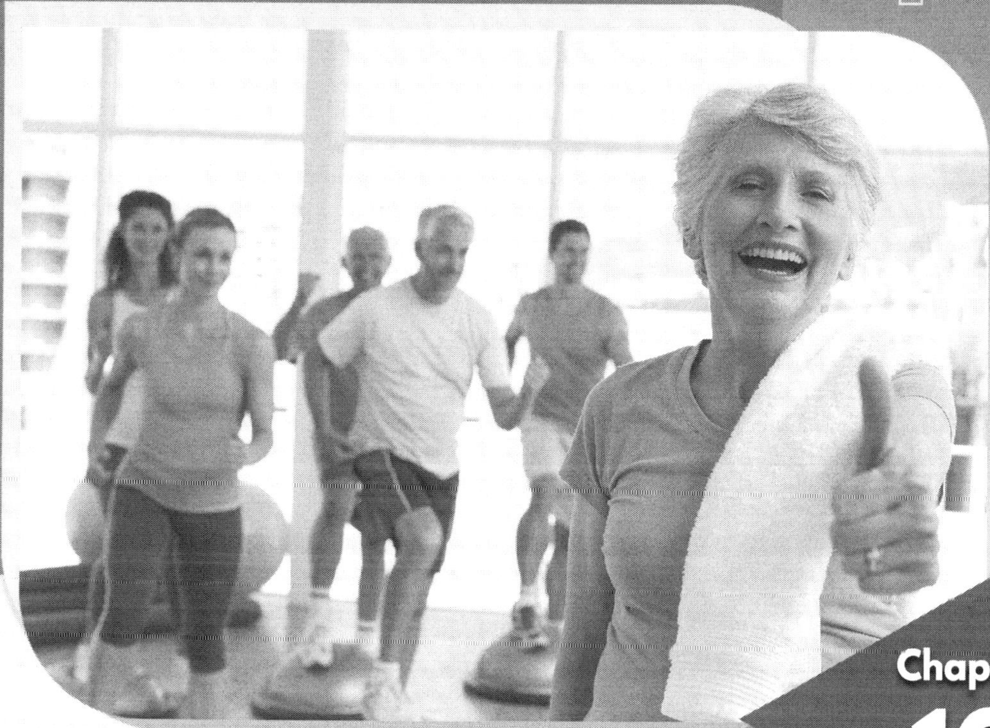

Chapter

10

老人健康促進三大趨勢

- 趨勢一：創造老年健康促進環境
- 趨勢二：關注延長老人健康餘命
- 趨勢三：導入翻轉老人觀念－行為

前言

趨勢是回顧過去、診斷現在，進而企圖對未來發展做出正確預測的可能！老人健康促進是公衛領域極重要的一環，當人類迎來超高齡社會，老齡人口爲主的社會型態已然形成。預見未來人口老化，老年人口將持續增加，沉重的社福照顧與醫療支出，已逼得許多國家政府財政窘態百出，亟思對策。展望未來，通過取徑促進多數長者整體健康，顯然是較佳方案。歸結老人健康促進主要趨勢有三：創造老年健康促進環境、關注延長老人健康餘命、導入翻轉老人觀念－行爲。

第一節　趨勢一：創造老年健康促進環境

一、問題嚴峻：城市全球化趨勢急迫

聯合國「世界城鎮化展望報告」指出，二十世紀末，世界上大約有50%的人生活在城市；2025年時，全世界將有61%的人住在城市，2045年時六十億人住在都市，2050年將增加到66%。

都市是人口高密度群居的地方，也是人類文明進步的象徵；都市化現象是人口向城市地區集中和農村地區轉變爲城市地區的過程。全球都市化發展的趨勢，呈現三種取向：發展中國家成爲全球都市化浪潮的主體、大都市化趨勢鮮明、城市全球化趨勢顯現。

然而高度的城市發展，尤其是工業化的城市，將面臨許多社會、衛生及生態問題，包括：人口密度過高、交通擁擠、生活緊張、不符合衛生的飲水和食品、污染的生態環境、暴力及傷害等問題。這些問題正逐漸成爲威脅人類健康的重要因素，應加以重視、處理。因此，WHO對城市的存在和發展提出了新的呼籲：即城市不只是一個經濟實體，更應成爲生活、呼吸、成長和喜悅生命的現實空間。

二、思潮崛起：健康城市暨高齡友善城市

(一)健康城市的倡議與發展

1947年WHO重新定義健康的概念，「健康」是「身體、精神及社會生活中的完美狀態」，「生物–心理–社會–醫學」的模式已爲大多數人所接受；決定健康的因素也拓展到環境、社會、政治、生態學、行爲學、生物學、醫學等綜合性且多學科進行。爲了採取有效措施解決城市居民的健康問題，有必要整合各部門的力量。這些部門包括衛生部門和政府其他行政部門，以及非政府組織、私營企業和社區本身。

健康城市（healthy cities）是過程，而不是結果；是指居民具有一定的共識，想去改善與健康有關的環境，而非單指居民的健康達到某一特定水準。「健康城市是一個能持續創新改善城市物理和社會環境，同時能強化及擴展社區資源，讓社區民衆彼此互動、相互支持，實踐所有的生活機能，進而發揮彼此最大潛能的城市」（Hancock & Duhl, 1986）。健康城市即是以四大類爲主要內涵，包括健康、健康服務、環境與社經指標共三十二項。

依據WHO的分類，健康城市的實施階段可分爲三個時期：

1.第一階段（1987-1992）：重點在提倡「全民皆健康」（health for all）的概念，建立新的實施架構，期能引導組織及機構，在各城

市中改變推動健康的方向。

2.第二階段（1993-1997）：重點在於加速各城市對政策的採用，強化支持系統與各部門之間的連結，強調以行動爲導向的政策及計畫。

3.第三階段（1998-2002）：期望能公平地維持社會發展，強調健康計畫的整合，也期望各城市能有系統地監測及評價其方法。

之後健康城市計畫進入第四階段（2003-2007），WHO也持續調整相關的政策與方向，迎向永續健康繁榮的城市，兼顧人類、社會、經濟和地球的福祉。

推動健康城市的最新國外經驗，列舉如下：

1.希臘雅典：通過社區團體和醫療保健專業人員提供的服務，更多的人獲得了納洛酮（鴉片類藥物過度逆轉）。該市還開始研究注射吸毒者的死亡原因，以進一步確定藥物過量危機的影響。

2.印度班加羅爾：努力控制菸草，特別是減少公共場所的吸菸，並進一步在公共場所實施現有的禁止吸菸法規。

3.墨西哥城：改善道路安全，鼓勵安全和積極旅行。該市在繁忙的道路上開設了自行車道，騎自行車的人數增加了275%；自行車和公交專用道與車道分開；建立了裝卸區；優化了學校附近道路的設計和管理。

4.烏拉圭蒙得維的亞市：爲政府機構辦公室和公立大學，建立食品設備和銷售的營養標準。該市專注於減少鹽的政策，開展媒體運動並提供教育材料。

5.加拿大溫哥華：啓動在線公共衛生數據工具，跟蹤人口健康指標，並與城市土著社區合作，爲數據管理提供進一步的信息，增強公共衛生數據的包容性和便利性。

(二)高齡友善城市的融入與發展

世界衛生組織回應人口老化趨勢的嚴峻，揭露從健康老化到活躍老化新思維；高齡友善城市是健康城市升級版，以老人議題爲核心，是一個具包容性和可親近性的友善城市環境並能促進活躍老化。

WHO於2005年在巴西老年病學世界大會，提出「全球高齡友善城市計畫」（A Global Age-friendly Cities Project），並定義「高齡友善城市」的整體意象是：一個具包容性和可親近性的友善城市環境，並能促進活躍老化；整體設計是圍繞著健康、社會參與和安全爲主軸；是植基於參與及發展高齡者活躍老化，不僅是關心尊重或在倫理上接受高齡者的行爲，更進一步要建構有效的都市系統及永續發展。

檢視WHO推動高齡友善城市進程，始自1978年《阿瑪阿塔宣言》（Declaration of Alma-Ata）提出健康城市相關概念，2005年首先啓動「全球友善城市計畫」，2007年集結三十三個國家三十五個城市的高齡者基礎需求研究結果，在10月1日「國際老人日」（International Day of Older Persons）正式發布WHO「高齡友善城市指南」（Global Age-friendly Cities: A Guide），提出八大面向指標。2010年6月啓動「高齡友善城市全球網路」（Global Network of Age-friendly Cities），共有十一個國家超過四十個城市同時宣布參與高齡友善城市，紐約市成爲全球第一個認證的高齡友善城市。

WHO「高齡友善城市指南」共計十三部分，包括：人口成長趨勢與未來挑戰、高齡友善城市核心特色等；同時揭示八大面向綜合性議題，透過一套高齡友善城市發展的清單，探討城市架構、環境、服務與政策；包括：無障礙與安全的公共空間（outdoor spaces and buildings）、交通運輸（transportation）、住宅（housing）、社會參與（social participation）、尊重與社會融入（respect and social inclusion）、工作與志願服務（civic participation and employment）、溝通與資訊（communication and information）及社區與健康服務（community support and health services）等八大面向爲主要內涵與面向。

(三)推動高齡友善城市的最新做法

列舉如下：

1.德國：阿恩斯貝格（Arnsberg，西伐利亞邦的一個市鎮），建立一個專門部門－「未來時代部門」（Fachstelle Zukunft Alter），協調和促進市政府的老年人政策。不同利益相關者，包括民間社會和行政部門的合作。共同的目標是創建一個人們可以長壽並且生活質量高的城市。例如，在阿恩斯貝格的失智症學習工作坊中，許多不同的合作夥伴，致力於改善失智症患者的生活。在巴登－符騰堡州（Baden-Württemberg）的羅特維爾（Rottweil），公民參與倡議挽救了一座舊的卡布其諾修道院，結果不是拆除，而是將建築物改造成一個多代共居的房子。這個地點，連同附屬咖啡館和租用的活動空間，已成爲鄉里的聚會點。

2.歐盟：倡議「無邊界的可持續住房和建築」（GReENEFF），促進氣候友好的居住方式——包括老年時期。該項目在比利時、德國、法國和盧森堡的邊境地區實施。例如，在比利時的Aubel小鎮，在一所舊學校建築中，建造包含十三套公寓和社區空間的跨世代低能耗和社區住宅區。「在地老化」（aging in place）——在熟悉的環境中變老，也是芬蘭「Wilmankoti」（威爾曼之家）住房項目的核心。該住宅區提供家庭護理。根據芬蘭的「Toimiva asunto」（實用的公寓）概念，公寓設計旨在實用和無障礙。

3.澳洲：推動共同住房（Cohousing Australia）。民間社會合作社爲有興趣實施共居倡議的各方提供建議。重點是社交互動、環境可持續性和無障礙設計，以創建吸引人的住房選擇。西班牙聖塞巴斯蒂安（San Sebastian, Spain）的Lugaritz住房項目，專注於年輕人和老年人的融合。住宅綜合體的中心包括一所幼兒園、咖啡館、社區會面點和老年人的公寓，共用的廣場創造了會面空間。

4.義大利：Homes4Life倡議爲老年時期的住房，設定可持續標準。意大利的特雷維索（Treviso）專注於老年人的創新住房形式，並通過Borgo Mazzini智能共居項目活化市中心，將市中心的空置建築，改造成友善老年的公寓。另外，該項目還與附近的護理之家合作，在建築中大量使用了環保建材，並特別注重低能耗。

5.印度：在印度南德里的桑甘維哈爾（Sangam Vihar），實施一項促進老年人與街巡警官接觸的計畫，以加強該區居民的人身安全。作爲該計畫的一部分，警察識別獨居的老年人並定期拜訪他們。菲律賓在2013年颱風約蘭達（Yolanda）之後，當地救援機構（The Coalition of Services of the Elderly, Inc，簡稱COSE）和國際非政府組織HelpAge International，共同開發針對老年人的災難救援概念，包括設立一個無障礙熱線和建造適齡過渡性住房。

6.中國：延吉市（吉林省下轄縣級市）正在推動海綿城市概念。大約八千平方米被劃爲雨水滯留盆地，以防洪水。綠地也作爲具有友善老年步道、無絆倒風險的休閒區域，供居民使用。

7.挪威：奧斯陸（Oslo）（挪威首都和最大城市）也承諾進行綠色預算，自2017年以來，該市的預算一直在檢視其對氣候的影響。最近的目標是減少建築部門的排放。與此同時，經濟合作暨發展組織（OECD）和歐盟委員會（European Commission）合作，接管這一倡議，設定一般標準，定義市政氣候目標和爲氣候保護設定預算資源。

8.香港：2015年與四所大學、非政府組織、所有十八個區的地方政府和區議會合作。現今已在世界衛生組織全球資料庫註冊，以及老年友善城市和社區網絡全球一千四百多個城市和社區。

9.臺灣：於2013年二十二縣市已全數開始推動高齡友善城市，成爲亞洲第一個將高齡友善城市作爲旗艦計畫的地區。

三、全球議題：未來老年的健康環境

(一)國際組織宣示落實打造健康促進環境行動

依據世界衛生組織（WHO）在《2023年全民健康覆蓋全球監測報告》中指出，全球仍有超過半數的人，未獲得必需的衛生服務；聯合國大會高級別會議在2023年9月21日舉行，通過一項新的政治宣言——「全民健康覆蓋：COVID疫情之後，實現全球健康和福祉的宏偉目標」（WHO, 2023）。此宣言爲國際社會在採取行動上，政策與經濟方面做出承諾，並促進到2030年，實現可持續發展目標之全民健康覆蓋目標。同時，敦促國際社會將全民健康覆蓋作爲優先議題，並進行相應行動，期保障每個人都能接受到高品質、承擔得起，且容易得到的衛生保健服務，以及防止他們因健康問題而產生經濟困難。

(二)健康城市暨高齡友善城市符應國際組織策略作爲

「健康城市」通過社區成員的積極參與和發展，以推進在社區的各項健康行動。至關重要的是，並不僅僅是促使某單一族群達到某特定的健康水準，而是要鼓勵居民達成健康共識，並改善影響健康的物理及社會環境。隨人口持續增長，人口都市化與少子高齡化等健康問題，逐漸被重視。WHO於2007年公布之「高齡友善城市指南」（Global Age-friendly Cities: A Guide），期全球社會能以「高齡者」的角度出發，推動「活躍老化」概念，並針對城市中可優化之軟硬體，進行改善，其中，除使高齡者意識到健康環境的重要性，更要從國家政府的角度出發，制定相關健康政策，體現Health in All Policies（HIAP）的精神。

(三)積極打造有助健康環境將是老人健康促進新趨勢

人口持續快速老化，各國正視高齡者的相關服務及環境；聯合國（UN）、世界衛生組織（WHO）、歐盟（EU）、經濟合作暨發展組織（OECD）等國際組織積極推動各項關懷高齡者生命品質行動，激發重視老人基本人權議題。一項向世界衛生組織提出的研究報告「我們的城市、我們的健康、我們的未來」（Our cities, our health, our future: acting on social determinants for health equity in urban settings : report to the WHO Commission on Social Determinants of Health from the Knowledge Network on Urban Settings）指出，城市健康狀況，包括：疾病負擔、傳染病、傷害、暴力、心理健康、藥物濫用、非傳染性疾病和營養失調，值得關注。

研究顯示，因為健康的改變、家庭組成的變遷，以及休閒利益的吸引，導致某些老人把老人社區或設施，當成老年居住的選擇之一。未來老人居住將以「社區化」為原則，不但讓子女方便就近照料，老人也不致斷絕社區的人際網絡。鼓勵老年回歸社區主流的居住模式，開啓老年居住安養「在地老化」、「在宅臨終」。自二十世紀九〇年代起，許多國際性組織即透過一系列關懷老年人權之國際性計畫，企圖保障長者生命品質，擁有優質的老年生活。從健康城市到高齡友善城市，希冀營造一個具包容性和可親近性的友善城市環境，並能促進活躍老化，獲得全球各國或地區許多回響，且快速發展中。

第二節　趨勢二：關注延長老人健康餘命

一、全球人口結構三大趨勢

根據聯合國發表的「2019年世界人口展望」（World Population Prospects 2019）及聯合國經濟和社會事務部（UN DESA）2022年11日發布「2022年世界人口展望」（World Population Prospects 2022）揭露：新生人口減少，老年人數急速成長，更多國家面臨人口數下滑；由於低生育率和高預期壽命兩種因素的累加影響，世界人口正在逐漸呈現老齡化的趨勢。2023年，全球六十五歲以上老年人口占比爲10%，到2050年，這一比例將達到16.5%，到2100年，這一比例將達到24%。2050年時，全球將有二十億老年人，占總人口21%，每五人中便有一人年滿六十五歲。日本和韓國將是世界上老齡化最嚴重的國家。

的確，人類進入二十一世紀的世界潮流主要特徵之一，就是人口結構老化；老年人口的快速增加，向「老年型」人口發展。老年型人口是一個靜態指標，顯示某一時點上人口總體中，老年人口比重已超過一定的界限。全球人口老化中是不容懷疑的事實，但是究竟速度有多驚人？1999年10月12日是地球「六十億人口日」，其中老年人口比例越來越高，2019年超過六十五歲的老年人占世界總人口比例9%；當2022年11月15日，一名女嬰出生在菲律賓馬尼拉市，全球人口正式達到八十億，被視爲世界上「八十億人口日」。

另外，世界人口的另一個主要趨勢是，隨著經濟的發展，越來越多的人生活在城市。2008年，有超過50%的人生活在城市中。這一數字在二十世紀五〇年代時只有30%。預計到2050年，世界上將會有超過70%的人生活在城市中。在發達國家中，大約有90%的人將生活在城市裏。這是工業和服務業增長的直接結果，也是農業相對衰落的結果。

二、健康餘命與不健康餘命

是的，超高齡社會中的高齡人口增加，在「量」的方面，有其實質意義，呈現在平均餘命的延長。問題是在「質」的方面，也就是在進入老年期以後，其生活品質、生活滿意度究竟如何。何以有些老人擁有較佳的生活品質，對生活感到滿意，成爲快樂的安養天年族，而有些老人則否呢？是長命百歲，抑或長「病」百歲？活得長未必活得健康，還是健康活著比率越高越好，這些涉及長壽與健康餘命的論辯。

首先，要瞭解平均餘命（life expectancy, LE）是假設一出生嬰兒遭受到某一時期之每一年齡組所經驗的死亡風險後，他們所能活存的預期壽命，即到達x歲以後，平均尙可期待生存之年數稱爲x歲之平均餘命。零歲之平均餘命特稱「平均壽命」。

其次，所謂健康平均餘命（healthy life expectancy, HALE）是指以原有平均餘命爲基礎，扣除因不健康狀態損失之年數而調整的平均餘命，係基於現行死亡率及疾病盛行率估算各種健康狀況下，預期可健康生活的年數；不健康餘命則意指失能、臥病、被慢性病纏身的年數，計算方式爲：不健康餘命＝「平均壽命」－「健康餘命」，不健康餘命年歲愈長，代表國家社會付出的醫療及照顧成本愈高。

隨著平均餘命逐漸延長，「老化」同時成爲各國迫切面臨的新挑戰。以臺灣爲例，根據統計，國人2015年的平均壽命雖達80.2歲，不過「健康餘命」僅71歲，其中男性68.7歲、女性73.4歲，顯示老年人可能有八到九年時間的「不健康餘命」，必須仰賴醫療或他人照護，才得以

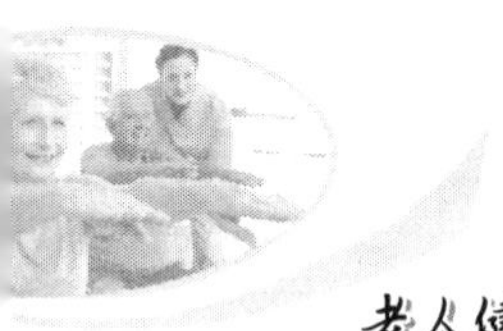

維繫生命；2023年國人平均壽命爲80.23歲，「不健康餘命」爲7.78年。這正凸顯醫療與長照的需求與重要性。日本厚生勞動省推動「健康日本21」，已將健康平均餘命列入績效目標的衡量，以確切地監控人口健康變化，值得重視。

三、健康促進重視健康老化

(一)健康與老化

就「健康」意涵而言，根據世界衛生組織《組織法》的序言（WHO, 1948），「健康不僅爲疾病或羸弱之消除，而是體格、精神與社會之完全健康狀態」（Health is a state of complete physical, mental and social well-being and not merely the absence of disease or infirmity）；而健康老化（healthy aging）是指發展和維持使老年人保持健康的身體功能。由此可見，健康是指身體（生理）、精神（心理）及社會（社交）都處於一種完全安寧的狀態，而不僅是沒有疾病或虛弱。所謂老化（aging）泛指人體結構及功能隨著時間演進而累積的變化，它是一種自然、正常且不可逆轉的持續性過程，影響個人心理、生理和社會層面的改變。近年老化的定義不斷被翻轉，並被賦予更積極的內涵，例如：「聰明老化」、「成功老化」、「活躍老化」、「健康老化」、「有貢獻的老化」……不一而足。

(二)國際組織的健康促進行動

隨著人們平均餘命逐漸延長，「老化」同時成爲各國迫切面臨的新挑戰，其中健康老化在健康促進領域特別受到重視。加拿大在1973年Lalonde Report率先提出「健康領域概念」，五大策略中第一個策略即是

「健康促進策略」，若欲改善國民健康，除了醫療領域，還必須在生活型態、環境因素與人體生物因素各領域均衡發展；1991年，聯合國大會通過「聯合國老人綱領」（United Nations Principles for Older People)，可歸納成五項主題：獨立（independence）、參與（participation）、照顧（care）、自我實現（self-fulfillment）與尊嚴（dignity）；並於1992年，通過「老化宣言」（proclamation on ageing），進一步地營造一個「不分年齡、人人共享的社會」（A society for all ages）。

世界衛生組織1986年提出「渥太華憲章」（The Ottawa Charter for Health Promotion）五大行動綱領，包括建立健康的公共政策、創造支持性的環境、發展個人技巧、強化社區行動、重新定位健康服務；2002年，「活躍老化」（active aging）觀點主張：倘若我們要讓老化成為正面經驗，就必須使健康、參與和安全達到最適化狀態，以提升老人之生活品質，並於2007年通過「馬德里國際老齡行動計畫」（the Madrid international plan of action on ageing），強調健康老化的基礎在於：健康促進、疾病預防，並為高齡者取得公平的健康照護服務。

2016年世界衛生組織「老化與健康之全球策略及行動計畫」（global strategy and plan of action on ageing and health）（WHO, 2016）宣示，健康老化，是發展和維護老年健康生活所需的功能發揮的過程（功能發揮=內在健康力+外在環境+前兩者的交互作用；內在健康力＝基因遺傳＋健康特徵＋個體特質）；不僅要免於病痛，還要維持身體功能，不失能、失智，就連心靈層面也要健康，擁有活躍社交生活，對社會有所貢獻，並在2016-2020年間展開該計畫，用實證導向有效措施來強化每個人的內在能力，以建立實證依據及合作關係來支持迎接下個十年（Decade of Healthy Ageing 2021-2030），其中的主要行動包括：(1)各國實行健康老化承諾。(2)發展規劃全齡友善空間。(3)依長者的需要調整公衛體系。(4)建立永續發展與公平合理的長照系統。(5)改良健康老化在研究方法上的量測與檢測方式。嗣後，WHO相繼推出「健康城市」、「高齡友善城市」等計畫。

英格蘭國民保健署的（National Health Service, NHS）（www.nhs.uk）是大不列顛及愛爾蘭聯合王國構成國中，英格蘭的公費健保系統的管理者，管理全球最大的單一保險人制度醫療體系，目標是讓人們保持健康，預防疾病，並支持人們茁壯成長，並過上更健康的生活。NHS的上級部門是衛生及社會關懷部（Department for Health and Social Care）。

NHS用「Vital 5」（五個必不可少）這個字做爲計畫名稱，形容讓人們長久保持健康的主要方法，包括：健康血壓（healthy blood pressure）、戒菸（stop smoking）、安全飲用（safe drinking）、健康心態（healthy mind）、健康體重（healthy weight）。這五個領域都是相互關聯的，解決這些問題，就能改善每個人的健康狀況，並確保沒有人落後。總體而言，「Vital 5」計畫旨在透過關注這五個關鍵健康領域，促進個人採取積極的健康行爲，從而提升整體生活品質。

(三)健康老化的觀念，是面對高齡社會的處方箋

依據提出健康老化十年（2021-2030）計畫，2022年4月27日聯合國宣布一項新的倡議：「健康老化五十」（The Healthy Ageing 50），呼籲政府、民間社會、學術界、企業、媒體和當地社區中，一同來改變，使現今社會成爲一個更適合長者的地方；同年第十九屆國際健康促進機構網絡年會，主題爲「全球行動之健康促進政策」（health promotion policy for global action），傳承「日內瓦福祉憲章」（The Geneva Charter for Well-being）強調在不破壞地球健康的前提下，要達到現今與對未來世代公平的健康需要全球的承諾。

目前全球最新的老化觀念，已從單純的疾病預防，演進到內在的心

靈健康與身體外在功能的良好發揮；認爲老化是一種有價值的過程，但也可能出現某些重要的損失。這些損失有些是必然的，有些則可避免。健康老化並非在全力抗拒這些挑戰，而是企圖從這些挑戰或損失中恢復、適應，並維持尊嚴之方法。亦即由看重長壽轉移到不失能與不失智的健康老化，主要策略爲：健康體能活動、健康飲食、長者防跌，以及慢性病管理。

第三節　趨勢三：導入翻轉老人觀念—行爲

一、終身學習——老狗也能玩得出新把戲

爲期因應全球化、資訊化及知識經濟潮流的帶動，終身學習在二十一世紀儼然成爲個體順應瞬息萬變的社會，以及自我不斷更新發展的重要渠徑。終身學習的觀念係指學習活動在一生中持續發生，要貫串在一生中，不僅限於兒童、青少年的時期，也不僅限於教育機構；特別是進入第三年齡的長者，更可經由學習活動的參與，因而提升生命品質及生活滿意度，經由觀念翻轉，深信「學習」是達到健康的唯一道路，使得「健康老化」（healthy aging）成爲可能。

問題是，處於教育末端的老人，其教育權卻往往受到漠視，認爲「老狗玩不出新把戲」，學習權受到剝奪，未能列爲整體教育的一環，其主因爲：(1)沒有學習權的觀念。(2)認爲老人沒有學習能力，沒有學習的必要。(3)老人健康不佳，不能參加學習活動。(4)個體生命期短。(5)沒有多餘經費支持老人教育的費用。要之，伴隨全球性以反對老年歧視（ageism）或年齡歧視（age discrimination）爲主軸的龐大「老人權力運

動」（old age power），使得老人學習權受到重視，深信「老狗也是玩得出新把戲」。

例如，聯合國教科文組織（UNESCO）於1972年「法爾報告書」（Faure Report）視終身教育爲未來教育改革，達成學習社會的主要策略；1996年UNESCO出版的「二十一世紀國際教育委員會」（International Commission on Education for the Twenty-first Century）報告書中，以終身學習作爲最重要的概念，歐洲聯盟（EU）1996年訂爲「終身學習年」。2002年4月12日，世界老齡大會（World Assembly On Aging）通過馬德里國際老齡行動計畫（Madrid International Plan of Action on Ageing, MIPAA），旨在確保世界各地的老人們，可有尊嚴地安享天年，並可繼續作爲當地公民，享有參加其社會活動的所有權利；重要內容包括：「組織老人參加開發活動、推動老人的保健和福利事業，並確保社會有一個支持老人的環境，使老人有不同的服務選擇」。凡此，皆爲其例。

二、增能賦權——激發老人自主改善健康

增能賦權（empowerment）理念的發展，源自1960年末期的社會運動與1970年初的自助意識覺醒。巴西思想家保羅 弗雷勒（Paul Freire）採取社會批判的觀點，揭露社會文化的弊端，主張透過對話式的教育，使物化的社會結構、歷史文化現狀，轉向社會成員相互尊重的人性化社會，認爲價值不是主觀的判斷，而是一種基於對話及對話者互爲主體性（intersubjectivity），不斷參與人性化的過程。他並於1975年獲聯合國教科文組織（UNESCO）頒予「穆罕默德獎」（Mohammad Reza Pahlavi Prize），表彰其在成人識字教育方面的貢獻。

二十世紀末以來，增能賦權理念廣爲納入教育、社會工作和健康

促進的領域加以應用（Falk-Rafael,2001）。尤其是在健康促進方面，側重協助人們發展技巧，使人們可以獨立思考、解決問題並做出決策（Zimmerman & Rappaport, 1988）；也就是幫助個人、家庭、團體和社區，提高個人的、人際的、社會經濟的和政治的能力，進而達到改善自身狀況目的過程。由於增能賦權的實踐，大多指向特定的弱勢群體。老年人隨著年齡的增長，多呈現生理、心理、經濟和社會地位等方面的弱勢特徵，在強調個體主體性和主動性的同時，也重視外部力量的促進作用。

爲期激發老人自主改善健康，發揮健康促進的效能，增能賦權的深意在於：促進長者積極導入自主健康觀念的形成，透過尋出或激發其主觀能動性和潛能去實行改善健康行動；同時，也重視老人群體意識的發展，如何從傳統被照顧者，轉變成爲在社區中生活的主體，提升其權力意識，能與社區居民及在地組織互爲主體，共同經營並豐富其社區生活，進行自我的健康照顧與管理。例如社區預防性照顧服務、機構式老化照顧服務等。

三、「觀念－行爲」——老人健康促進核心關鍵

誠如所知，健康是一個動態平衡的過程；健康促進則是一個行爲改變、自主性管理的過程。毋庸爭議的是，目前所有疾病的產生，幾乎都與個人的健康生活方式，以及行爲有著密不可分的關聯，而其核心關鍵是「觀念－行爲」的連結。相關研究顯示，因應老化新挑戰，觀念的翻轉最爲關鍵，也是最困難的部分。「觀念」的改變與建立，是非常艱鉅的生命工程。

老人參與學習，涉及認知、情意與技能做有意義或較爲持久的改變；增能賦權則積極導入老人自主健康觀念的形成，並進一步化爲行

動。「終身學習」與「增能賦權」理念，能有效將「觀念—行為」兩者巧妙結合。教育與學習乃是導入長者社會參與的要素，伴隨教育與學習活動的進行，有助於長者在老化過程中，在認知、情意與技能做有意義或較為持久的改變，享有較佳的健康生活品質。

健康是不能等待的，「當健康受到威脅時，一切都處於危險之中」（When health is at risk, everything is at risk）。世衛組織的癌症機構國際癌症研究中心2024年2月1日指出，預計2050年將有超過三千五百萬新增癌症病例，比2022年的兩千萬例增加77%。快速增長的全球癌症負擔，反映出人口的老齡化和增長，以及人們面臨的風險因素的變化。由於醫學進步，過去數十年間，人類的平均壽命已大幅延長，從1950到2021年，全球人口平均壽命已由46.5歲上升至73.3歲。「不僅要長壽，更要能活得健康！」導入翻轉老人觀念—行為，「終身學習」與「增能賦權」連結，儼然是健康促進工作未來的重要發展趨勢。

參考文獻

一、中文部分

日本公益財團法人「體能建立指導協會」（2024年11月19日）。〈「撤銷教室」戶外健康促進設備Undo Amusement Park®介紹〉。引自http://www.tairyoku.or.jp/exercise-classroom/learning/training.html

朱芬郁（2012）。《退休生涯經營：概念、規劃與養生》。揚智文化。

朱芬郁（2017）。《老年社會學：概念、議題與趨勢》。揚智文化。

朱芬郁、王政彥（2019）。〈中國、澳門、新加坡與臺灣高齡學習者老化態度之比較及其政策意涵〉。《教育政策論壇》（TSSCI），第22卷第2期，頁69-107。DOI 10.3966/156082982019052202003。國立暨南國際大學教育政策與行政研究所。

世界衛生組織（2024）。《2025-2028年第十四個工作總規劃》。引自https://apps.who.int›WHA77 › A77_R1-ch PDF

行政院衛生署（2004）。「國民營養現況：臺灣地區老人營養健康狀況變遷調查1999-2000調查結果」。行政院衛生署。

行政院衛生署國民健康局（2009年3月27日）。「老人健康促進計畫（2009-2012）」。行政院衛生署國民健康局。

呂寶靜（1996）。〈增進老人社會參與之政策規劃〉。《跨世紀老人醫療、福利政策學術研討會論文集》。

呂寶靜（2000）。〈老人朋友網路支持功能之初探〉。《社會政策社會工作學刊》，第4卷第2期，頁43-90。

李宗派（2010）。〈老人的情緒與心理保健〉。《臺灣老人保健學刊》，第7卷第1期，頁1-32。

李宗育、陸鳳屏、詹鼎正（2014）。〈老年人跌倒之危險因子、評估及預防〉。《內科學誌》，第25期，頁137-142。

李林濤、王聲湧（2001）。〈老年跌倒的疾病負擔與危險因子〉。《中華流行病學雜誌》，2001年第4期，頁262-264。DOI: 10.3760/j.issn:0254-6450.2001.04.010

李凌岳（2020年4月4日）。〈「物理治療科」運動對骨質疏鬆症的幫助〉。《中山醫訊》。引自https://web.csh.org.tw/web/cshmagazine/?p=183

李瑞金（1996）。〈高齡者社會參與需求：以臺北市為例〉。《社會建設》，第95期，頁7-19。

何佩琪（2011）。〈睡眠大件事！熟年好眠的十點建議〉。《熟年誌》，試刊號，頁42-50。

吳佩玟（2023）。〈老人咀嚼吞嚥障礙〉。《防癆雜誌》，夏季號，頁22-24。

吳春玲、江濱譯（2012），Judith Viorst著。《必要的喪失》（*Necessary Losses*）。江蘇人民出版社。

林文珠譯（2023），Dan Buettne著。《藍區挑戰：四周改變一生的健康長壽計畫》。天下生活。

林柏萱（2023年10月）。〈銀髮族常見的慢性疾病與口腔健康〉。《臺大醫院電子報》，第191期。引自https://epaper.ntuh.gov.tw/health/202310/

林紋麗（2022年6月）。〈民眾肌少症盛行率與風險因子〉。《奇美醫訊》，第137期，頁36-37。引自https://www.chimei.org.tw/main/cmh_department/59012/magazin/vol137/index.html

周明慧（2024年1月1日）。〈長者善用洗牙塗氟免費服務，降低中風風險〉。引自https://www.ner.gov.tw/news/65926d51a08de50024883357

社團法人中華民國牙醫師公會全國聯合會（2022年12月）。《成人口腔保健》（專業版），頁62。衛生福利部。

洪政豪、蔡承憲、陳亮宇、彭莉甯（2017）。〈老年跌倒之評估、介入與預防〉。《臺灣老年醫學暨老年學雜誌》，第12卷第2期，頁91-103。

陳志州（2022年6月）。〈肌少症簡介〉。《奇美醫訊》，第137期，頁17-18。引自https://www.chimei.org.tw/main/cmh_department/59012/magazin/vol137/04-1.html

陳維茜（2014年7月22日）。〈預防骨質疏鬆從飲食和運動做起〉。揚生慈善基金會。引自https://www.ysfoundation.org.tw/post.aspx?Id=870

常春月刊（2024年1月24日）。〈想健康長壽到老嗎？歐洲研究：每周4次、每天走路至少15分鐘〉。引自https://www.cw.com.tw/article/5128901?rec=i2i

教育部體育署（2021年11月17日）。《65歲以上銀髮族體適能健身寶典》。教育部體育署。

陸傑華、張莉（2024）。〈從長壽到健康：中國特色人口健康的理論與實踐〉。《開南學報》（哲學社會科學版），第2期，頁1-13。

黃資雅、杜明勳、陳宏益、陳弘哲（2015）。〈老人跌倒之評估與預防〉。《家庭醫學與基層醫療》，第30卷第1期，頁2-8。

黃藿（2000）。友誼Friendship條。《教育大辭書》。國家教育研究院。

賈淑麗、邱紋絹、陳潤秋（2018）。〈慢性病防治現況與未來〉。《護理雜誌》，第65卷第5期。

臺北市政府衛生局（2021年6月6日）。〈攜手齊防跌，樂齡新生活〉（新聞稿）。引自https://health.gov.taipei/News_Content.aspx?n=BB5A41BA1E6CA260&sms=72544237BBE4C5F6&s=7231ADF7D1023547

歐洲慢性疾病聯盟（2024）。〈引領時刻：2024年全球非傳染性疾病行動周〉。引自https://alliancechronicdiseases.org/time-to-lead-global-week-for-action-on-ncds-2024/

劉文良（1999）。〈老人嚴重跌傷的多重因子長期追蹤研究（第三年計畫）〉。行政院衛生署八十八年度科技研究發展計畫研究報告。計畫編號: DOH88-TD-I094。

劉漢文（2020年2月28日）。〈亞洲肌少症診斷共識2019更新版〉。引自https://www.careonline.com.tw/2020/02/Sarcopenia.html

樓玉梅（2024）。〈由重新劃分年齡界限看我國人口老化〉。《臺灣經濟論衡》，第22卷第3期，頁53-61。

樂羽嘉（編譯）（2025年3月31日）。〈哈佛研究：中年開始健康飲食是長壽關鍵〉。引自https://www.cw.com.tw/article/5134692

衛福部國健署（2015年3月）。《成人預防保健手冊》。衛生福利部國民健康署。

衛福部國健署（2018年1月）。《全民身體活動指引》。衛生福利部國民健康署。

衛福部國健署（2018年3月）。《平時多活動 能吃最幸福：老年期營養參考手冊》。衛生福利部國民健康署。

衛福部國健署（2018年8月）。《健康促進工作手冊》。衛生福利部國民健康署。

衛福部國健署（2018年12月）。《我的餐盤聰明吃　營養跟著來》。衛生福利部國民健康署。

衛福部國健署（2019年12月）。《「吃進營養，飲食新食代」高齡營養飲食質地衛教手冊》。衛生福利部國民健康署。

衛福部國健署（2020年2月10日）。「2019國民健康署年報」（中文版）。衛生福利部國民健康署。

衛福部國健署（2020年7月28日）。〈「存骨本、顧老本」 預防骨質疏鬆從年輕就要開始做起！〉。引自https://www.mohw.gov.tw/cp-4252-49681-1.html

衛福部國健署（2020年9月7日）。〈「五」功秘笈學起來，防跌大師就是你！〉。引自https://www.mohw.gov.tw/cp-4627-55558-1.html

衛福部國健署（2021年5月）。《「預防及延緩失能之長者功能評估服務試辦計畫」工作手冊》，頁4。衛生福利部國民健康署。

衛福部國健署（2023年9月5日）。〈參加銀髮健身俱樂部據點活動 超過9成長者自覺精神與肌力有改善〉。引自https://www.mohw.gov.tw/cp-16-75818-1.html

衛福部國健署（2023年9月21日）。〈認識骨質疏鬆症〉。引自https://www.hpa.gov.tw/Pages/Detail.aspx?nodeid=634&pid=1196

衛生福利部（2024年1月）。「中華民國111年老人狀況調查報告」。衛生福利部。

衛福部國健署（2024年12月4日）。「健康飲食標準」。衛生福利部國民健康署社區健康組。引自https://www.hpa.gov.tw/Pages/Detail.aspx?nodeid=543&pid=8382

衛福部國健署癌症防治組（2024年12月24日）。〈健康臺灣：114年起擴大癌症篩檢　您的健康政府來顧〉。引自https://www.hpa.gov.tw/Pages/Detail.aspx?nodeid=4809&pid=18712

衛福部國健署（2025年2月a）。「2021年國民健康訪問調查結果報告」。衛生福利部國民健康署。

衛福部國健署（2025年2月b）。「民國一百一十二年中老年身心社會生活狀況長期追蹤調查結果報告」。衛生福利部國民健康署。

衛福部國健署（2025年3月20日）。「114年度衛生福利部預防及延緩失能服務可使用方案一覽表」。引自https://www.hpa.gov.tw/Pages/Detail.aspx?nodeid=4706&pid=16543

二、英文部分

Bassuk, S. S., Glass, T. A. & Berkman, L. F. (1999). Social disengagement and incident cognitive decline in community-dwelling elderly persons. *Annals of Internal Medicine*, *131*, 165 173.

British Broadcasting Corporation (BBC news)(2020)。〈飲食與健康：飲食如何影響你的精神健康（中文版）〉。https://www.bbc.com/zhongwen/trad/science-53642105

Cattell R. B. (1963). Theory of fluid and crystallized intelligence: A critical experiment. *Journal of Educational Psychology*, *54*, 1-22.

Chalmers, J., Johnson, V., Tang. J. H. & Titler, M. G. (2004). Evidence-based protocol: oral hygiene care for functionally dependent and cognitively impaired older adults. *J Gerontol Nurs, 30*(11), 5-12.

Graafmans W. C., Ooms, M. E., Hofstee, H. M., Bezemer, P. D., Bouter, L. M. & Lips, P. (1996). Falls in the elderly: A prospective study of risk factors and risk profiles. *Am J Epidemiol, 143*(11), 29-36.

Department of Health and Human Services (HHS).(2024). *HHS Finalizes 2024-*

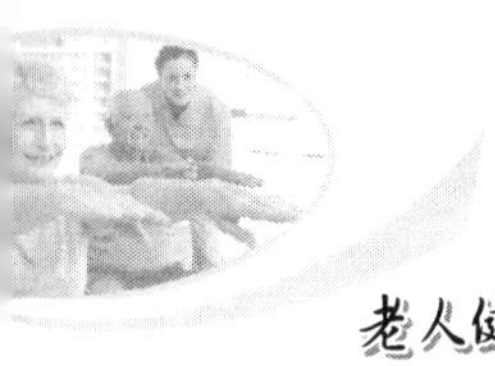

2030 Federal Health IT Strategy. https://www.healthcareitnews.com/news/hhs-finalizes-2024-2030-federal-health-it-strategy

Falk-Rafael, A. R. (2001). Empowerment as a process of evolving consciousness: A model of empowered caring. *ANS Advances in Nursing Science*, 2001 Sep, *24*(1), 1-16. doi: 10.1097/00012272-200109000-00004.

Hancock, T. & Duhl, L. (1986). *Healthy Cities: Promoting Healthy in the Urban Content*. Copenhagen: WHO Europe.

Kiel, D. P. (1992). Falls in older persons: Risk factors and patient evaluation. https://www.ncbi.nlm.nih.gov/books/NBK235613

Masud, T. & Morris, R. O. (2001). Epidemiology of falls. *Age Ageing*, *30* (Suppl 4), 3-7.

McClusky, H. Y. (1971). *Education: Background Issues*. Washignton, D. C.: White House Conference on Aging.

Moncada, L. V. (2011). Management of falls in older persons: A prescription for prevention. *Am Fam Physician, 84*, 1267-76.

Rao, S. S. (2005). Prevention of falls in older patients. *American Family Physician*, *72*, 81-88.

Tinetti, M. E., Inouye, S. K., Gill, T. M. & Doucette, J. T. (1995). Shared risk factors for falls, incontinence, and functional dependence. *Unifying the Approach to Geriatric Syndromes*, *273*(17), 1348-53.

World Health Organization (WHO). (1993). *International Classification of Diseases, Tenth Revision (ICD-10)*. https://www.who.int › classifications

World Health Organization (WHO). (2002). *Active Aging: A Policy Framework*. Madrid Spain: Aging and Life Course Program, Second United Nations World Assembly on Aging Press.

World Health Organization (WHO).(2008). *Social Participation*. https://www.who.int/publications/i/item/9789240085923

World Health Organization (WHO). (2016). *The Global Strategy and Action Plan on Ageing and Health*. http://apps.who.int/gb/ebwha/pdf_files/WHA69/A69_17-

en.pdf.

World Health Organization (WHO). (2019). *Integrated Care for Older People (ICOPE) : Guidance for Person-centred Assessment and Pathways in Primary Care*. https://iris.who.int/handle/10665/326843

World Health Organization (WHO).(2022, November 18). *Global Oral Health Status Report: Towards Universal Health Coverage for Oral Health by 2030*. https://www.who.int/zh/news-room/fact-sheets/detail/oral-health

World Health Organization (WHO). (2023, September 21). *World Leaders Commit to Redouble Efforts towards Universal Health Coverage by 2030*. https://www.who.int/zh/news/item/21-09-2023-world-leaders-commit-to-redouble-efforts-to wards-universal-health-coverage-by-2030

World Health Organization (WHO). (2024). *Integrated Care for Older People (ICOPE): Guidance for Person-centred Assessment and Pathways in Primary Care* (2nd ed.). https://www.who.int/publications/i/item/9789240103726

World Health Organization (WHO). (2024). *World Health Statistics 2024 Monitoring Heal for the SDGs, Sustainable Development Goals*. https://www.who.int/zh/news-room/fact-sheets/detail/noncommunicable-diseases

World Health Organization (WHO). (2025). *Who We Are.* https://www.who.int/zh/about/who-we-are

World Health Organization (WHO). (2025, January 23). *Oral Hygiene*. https://www.who.int/zh/health-topics/oral-health#tab=tab_1

Zimmerman, M. & Rappaport, J. (1988). Citizen participation, perceived control, and psychological empowerment. *American Journal of Community Psychology*, *16*(5), 725-750.

社工叢書

老人健康促進理論與實務

作　　者／朱芬郁
出 版 者／揚智文化事業股份有限公司
發 行 人／葉忠賢
總 編 輯／閻富萍
地　　址／新北市深坑區北深路三段 258 號 8 樓
電　　話／(02)8662-6826
傳　　真／(02)2664-7633
網　　址／http://www.ycrc.com.tw
E-mail／service@ycrc.com.tw
ISBN／978-986-298-450-5
初版一刷／2025 年 7 月
定　　價／新台幣 400 元

國家圖書館出版品預行編目（CIP）資料

老人健康促進理論與實務 = On the elderly health : theory and practice/朱芬郁著. -- 初版. -- 新北市 : 揚智文化事業股份有限公司, 2025.07

面；　公分. -- (社工叢書)

ISBN 978-986-298-450-5（平裝）

1.CST: 老年醫學 2.CST: 中老年人保健

417.7　　114010087